Innovatives Prozessmanagement als Erfolgsfaktor im OP-Bereich eines Universitätsklinikums

Matthias Janda

Innovatives Prozessmanagement als Erfolgsfaktor im OP-Bereich eines Universitätsklinikums

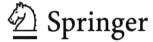 Springer

Matthias Janda
Rostock, Deutschland

Die vorliegende Arbeit wurde im Rahmen des Studienprogramms zum Executive Master in Business Administration an der Universität St. Gallen verfasst.

ISBN 978-3-658-31387-6   ISBN 978-3-658-31388-3   (eBook)
https://doi.org/10.1007/978-3-658-31388-3

Die Deutsche Nationalbibliothek verzeichnet diese Publikation in der Deutschen Nationalbibliografie; detaillierte bibliografische Daten sind im Internet über http://dnb.d-nb.de abrufbar.

Planung/Lektorat: Renate Scheddin
Springer ist ein Imprint der eingetragenen Gesellschaft Springer Fachmedien Wiesbaden GmbH und ist ein Teil von Springer Nature.
Die Anschrift der Gesellschaft ist: Abraham-Lincoln-Str. 46, 65189 Wiesbaden, Germany

Vorwort

Die Geduld des Patienten wird auf die Probe gestellt, nachdem er zum dritten Mal mit der gleichen Frage nach seiner Krankengeschichte angesprochen wird. Kurz vor der Operation stellt eine Klinikmitarbeiterin der Pflege fest, dass die Patienteneinwilligung fehlt. Auf dem Weg in den Operationssaal kommt es zu Transportverzögerungen und im Saal stellt der Operateur fest, dass die zu operierende Seite nicht markiert ist.

Genau solche Ereignisse haben Dr. Matthias Janda dazu bewogen, in seiner Organisation am Universitätsklinikum Rostock die Prozesse im Operationsbereich mit seinem Team unter die Lupe zu nehmen, Zeitverschwendungen und Schwachstellen in den Abläufen zu identifizieren und mit innovativen Optimierungsmassnahmen zu verbessern.

Die Ergebnisse sind eindrücklich. Die wertschöpfende Produktivzeit der Operationen konnte in drei Jahren um über 13 % erhöht und die Kosten pro Operationsminute trotz eines Personalaufbaus um 2.5 % gesenkt werden. Gleichzeitig hat die Auslastung in den Operationssälen über den gleichen Zeitraum um 9.2 % zugenommen.

Im Gesundheitswesen stehen speziell die Krankenhäuser nicht zuletzt wegen des zunehmenden Wettbewerbs unter permanentem Zeit- und Kostendruck. Gleichzeitig steigen die Qualitätsanforderungen und die Anzahl der Therapien und Eingriffe nimmt stetig zu.

Wie Kliniken die oben genannten Ergebnisse zur Sicherung ihres Unternehmenserfolgs trotz des schwierig werdenden Umfelds sichern können, erklärt der Autor plastisch mit konkreten und praktischen Beispielen zum innovativen Prozessmanagement. Er beweist damit gleichzeitig auch die erfolgreiche Machbarkeit solcher anspruchsvollen Optimierungsinitiativen. Und trotz klarem Fokus auf die

Steigerung der Zeit- und Ressourceneffizienz im Krankenhaus wird nichts ohne Berücksichtigung der Patienten- und Mitarbeitendenzufriedenheit unternommen. Als Dozent für Management an der Executive School der Universität St. Gallen durfte ich Dr. Matthias Janda bei der Erstellung der Masterarbeit im Rahmen seiner Weiterbildung zum Executive MBA der Universität St. Gallen begleiten.

Das gelungene Ergebnis seiner Arbeit ist eine ausgezeichnete Anleitung zum Prozessmanagement in der Expertenorganisation Spital. Sie richtet sich an alle Führungskräfte in Krankenhäusern, die Organisationsentwicklung und -optimierung als Führungsaufgabe wahrnehmen.

Dieses Buch macht Lust zum Ausprobieren. Der Beweis des Gelingens ist vollbracht. Setzen Sie die präsentierten Ideen um.

im Juni 2020   Dr. Mathias Müller
                                        Lehrbeauftragter an der Universität St. Gallen und
                                         geschäftsführender Partner PRO4S & Partner GmbH
                                                                        St. Gallen, Schweiz

Inhaltsverzeichnis

Über den Autor

Herr Priv.-Doz. Dr. med. habil. Matthias Janda ist langjähriger Oberarzt für Anästhesiologie, zertifizierter OP-Manager und Executive Master of Business Administration (Universität St. Gallen). Mit seinem Team ist er an der Universitätsmedizin Rostock für die organisatorische Sicherstellung von mehr als 27.000 Operationen und Interventionen im Jahr verantwortlich.

Abkürzungsverzeichnis

AWR	Aufwachraum
BSC	Balanced Scorecard
CMI	Case Mix Index (Synonym Fallschwere-Index)
DECT	Digitale Schnurlos-Kommunikation (englisch Digital Enhanced Cordless Telecommunications)
EDV	Elektronische Datenverarbeitung
FD	Funktionsdienst (Krankenpflegepersonal für den Operationsdienst)
FTE	Vollbeschäftigtenäquivalent (englisch full time equivalent)
k. A.	keine Angabe
KAI	Klinik und Poliklinik für Anästhesiologie und Intensivtherapie
KBZ	Kernbetriebszeit
KPV	Kontinuierlicher Verbesserungsprozess
LK	Leerkosten
NORA	Anästhesie außerhalb der OP-Bereiche (englisch Non-Operating Room Anaesthesia)
NPS	Net Promoter Score
NSZ	Naht-Schnitt-Zeit
OE	Organisationseinheit
OE Index	Organizational Energy Index
OPM	OP-Management
SD	Standardabweichung (englisch standard deviation)
SNM	Schnitt-Naht-Minute
SNZ	Schnitt-Naht-Zeit
UMR	Universitätsmedizin Rostock
WHO	Weltgesundheitsorganisation (englisch World Health Organization)
ZAV	Zentrale Anästhesievorbereitung

ZOP   Zentral-OP
ZPM   Zentrales Patientenmanagement
ZPV   Zentrale Patientenvorbereitung

Abbildungsverzeichnis

Tabellenverzeichnis

Einleitung und Fragestellung 1

Das Gesundheitswesen in Deutschland sieht sich seit Jahren immensen Herausforderungen gegenüber. Ist die deutsche Krankenhauslandschaft auf der einen Seite geprägt durch Überkapazitäten und Kostendruck, sind in vielen Krankenhausbereichen dennoch ineffiziente Strukturen und Prozesse zu finden. Nach Angaben der Deutschen Krankenhausgesellschaft e. V. (2018) weist jede dritte Klinik mittlerweile ein Defizit in der Geschäftsbilanz aus. Aktuelle Untersuchungen der Bertelsmann-Stiftung (2019) empfehlen daher, von den derzeit knapp 1.400 Krankenhäusern zukünftig nur deutlich weniger als 600 zu betreiben mit dem Ziel, durch Zentralisierung und Spezialisierung eine verbesserte Versorgungsqualität zu erreichen.

Vor dem Hintergrund dieser auch „politisch gewollten Ökonomisierung der Leistungserbringung" (Grote, Perschmann, Walleneit, Leuchtmann, & Menzel, 2009, S. 538) im Krankenhaussektor rückt vor allem der operative Bereich eines Klinikums in den Fokus von Bemühungen, medizinische Leistungen mit einer hohen Qualität effizient zu steuern und mindestens kostendeckend anbieten zu können. Gründe hierfür sind eine überdurchschnittlich hohe Anzahl an Schnittstellen des OP zu den anderen Bereichen des Krankenhauses, die zentrale Erlösrelevanz von Operationen für das Gesamtergebnis des Klinikums sowie der vergleichsweise hohe Grad an Ressourcen, die notwendig sind, um eine OP-Abteilung zu betreiben. Aufgabe eines OP-Managements in diesem Kontext ist es, durch wirtschaftliches Handeln trotz begrenzter kapitaler und personeller Ressourcen eine verbindliche medizinische Versorgung sicherzustellen. Dies ist jedoch nur durch ein kontinuierliches, innovatives und nachhaltiges Prozessmanagement im OP möglich, unter anderem durch die Identifikation und Beseitigung von Schwachstellen in den verschiedenen relevanten Abläufen. Die hieraus resultierenden Optimierungen können unter Wahrung von Patientensicherheit und Mitarbeiterzufriedenheit bestenfalls auch zu

© Der/die Herausgeber bzw. der/die Autor(en), exklusiv lizenziert durch
Springer Fachmedien Wiesbaden GmbH, ein Teil von Springer Nature 2020
M. Janda, *Innovatives Prozessmanagement als Erfolgsfaktor im OP-Bereich
eines Universitätsklinikums*, https://doi.org/10.1007/978-3-658-31388-3_1

einer Verbesserung der wirtschaftlichen Situation, das heißt zu einer Steigerung der Fallzahl (Anzahl der behandelten Patienten) sowie der Erlöse im vorgegebenen Kostenrahmen führen.

Das OP-Management der Universitätsmedizin Rostock (UMR) wurde im Jahr 2016 strukturell, inhaltlich und personell komplett neu aufgestellt. Im Zentrum dieser Neuausrichtung stand die Etablierung eines zentralen OP-Managements, welches für die Ablauforganisation aller operativen sowie interventionellen Eingriffe in allen OP-Bereichen der UMR verantwortlich ist. Damit wurde erstmals entgegen der bis dahin bestehenden dezentralen Struktur die Voraussetzung für einen einheitlichen Managementprozess geschaffen, der alle am operativen Prozess beteiligten Organisationseinheiten (OE) der Universitätsmedizin Rostock verbindlich einbezieht.

Im Rahmen der Prozesssteuerung werden seit Jahren umfassende Leistungs- und Kapazitätsdaten durch das OP-Management der Universitätsmedizin erhoben. Auf Grundlage dieser Kennzahlen und mit Hilfe zusätzlicher Erhebungen soll in der vorliegenden Arbeit der Zusammenhang zwischen Maßnahmen im Rahmen eines Prozessmanagements und der damit verbundenen Leistungsentwicklung systematisch untersucht werden, um die nachfolgende Forschungsfrage zu beantworten:

Wie gestaltet man eine erfolgswirksame Prozessentwicklung und -steuerung im OP-Bereich eines Universitätsklinikums?

Theoretische Vorüberlegungen 2

2.1 Ansätze und Konzepte zur Prozessoptimierung

Konzepte zur Prozessoptimierung unterscheiden sich grundsätzlich in ihrer Stoßrichtung, ihrer Radikalität und durch die Unternehmensebene, von der sie ausgehen. Es werden Prozesserneuerung und Prozessverbesserung unterschieden.

Eine *Prozesserneuerung* ist gekennzeichnet durch das komplette Infragestellen des gewachsenen Prozesses gefolgt von radikalen Veränderungen bis hin zur Schaffung neuer, funktionsübergreifender Prozesse. Diesem top-down getriebenen, amerikanisch geprägten Ansatz liegt meist eine strategisch ausgerichtete Neukonzeption von Unternehmensprozessen zu Grunde. In der Literatur findet sich für dieses Vorgehen auch die Bezeichnung der „revolutionären Erneuerung" mit dem Hinweis, dass bestehende Beziehungen von Mitarbeitenden untereinander und zu ihrem Arbeitsplatz bei dieser Form der Prozessoptimierung kaum Beachtung finden (Merz, Bucher, & Rüegg-Stürm, 2008, S. 1674). Die bekannteste Methode der Prozesserneuerung ist das von Hammer und Champy (1993) entwickelte Konzept des Business Process Re-Engineering.

Im Gegensatz zu diesem Vorgehen handelt es sich bei der *Prozessverbesserung* um die Umsetzung kleinerer, schrittweiser Veränderungen innerhalb des Prozesses; die ursprüngliche Struktur bleibt bestehen (Fischer, Möller, & Schultze, 2015). Diese Herangehensweise wird von Merz et al. (2008) auch als „evolutionäre Optimierung" beschrieben (S. 1674). Zu den bekanntesten Methoden der Prozessverbesserung gehört KAIZEN, das im deutschsprachigen Raum oft unter der Bezeichnung KVP (kontinuierlicher Verbesserungsprozess) anzutreffen ist (Rüegg-Stürm, Müller, Tockenbürger, & Koller, 2004). Im Kern geht es bei diesem Ansatz um das Auffinden von Problemen und Fehlern im Prozess, um durch eine Optimierung der aufgedeckten Schwachstellen die Effizienz und Effektivität zu steigern. Typisch für diese Vorgehensweise ist das Durchlaufen des sogenannten Plan-Do-Check-Act (PDCA-)Zyklus: Plan beschreibt das Erkennen von Verbesserungspotentialen, Do das praktische Ausprobieren des Verbesserungskonzeptes, Check das Überprüfen des neu realisierten Prozessablaufes, Act beschreibt das Implementieren des neues Standards. Dieses Konzept gilt als japanisch geprägte Management-Philosophie und lebt von der Einbeziehung der betroffenen Mitarbeitenden (bottom-up-Ansatz).

2.2   Prozessmanagement im Krankenhaus

Im Unterschied zum Produktionsprozess in der Industrie ist der Kunde, in diesem Fall der Patient, im Krankenhaus zu jeder Zeit in den Leistungsprozess einbezogen und durch die Interaktion Patient mit dem medizinischen Personal untrennbar mit diesem verbunden. Daraus folgt, dass eine innere Prozessverbesserung im eigentlichen Sinne eine Dienstleistungsinnovation darstellt, bei der die Wertschöpfung am Prozess stattfindet (Abri, 2015). Ein erfolgreiches Innovationsmanagement bedingt daher vor allem eine Prozesskultur, bei der durch die beteiligten Mitarbeitenden jederzeit Fehler und Probleme als Startpunkt für Veränderungen offen angesprochen werden können.

Einen ähnlichen Ansatz zur Verbesserung von „routinisierten Interaktionsmustern" im Krankenhaus verfolgen Bucher, Merz und Rüegg-Stürm (2009, S. 1391), wenn sie für die Prozessoptimierung eine evolutionäre Vorgehensweise empfehlen. Nach Ansicht der Autoren sind es ebenfalls die direkt beteiligten Mitarbeitenden, die die gewachsenen Arbeitsabläufe kritisch hinterfragen und umsichtig weiterentwickeln, ohne dass die Organisation durch einen radikalen Bruch mit traditionellen Mustern überfordert wird (Bucher et al., 2009, S. 1394). Bucher et al. (2009, S. 1394) gehen jedoch noch einen Schritt weiter und sehen in einer evolutionären Prozessoptimierung die Möglichkeit einer „strategischen Plattform" zur Adressierung grundlegender Aspekte einer nachhaltigen Zukunftspositionierung und somit einen wichtigen Beitrag zur integrativen Unternehmensentwicklung eines Krankenhauses.

E. Weimann und P. Weimann (2012b) sehen in einer Mischung von revolutionärer und evolutionärer Vorgehensweise, genauer gesagt in einem zyklischen Zusammenspiel von Business Process Re-Engineering sowie von Ansätzen der kontinuierlichen Prozessverbesserung wie KAIZEN, den idealen Weg zur erfolgreichen Verbesserung im Krankenhaus. Die Sichtweise der Autoren wird dadurch getragen, dass der sich verändernde Krankenhausmarkt, geprägt durch einen zunehmenden Wettbewerb um Patienten bei gleichzeitigem (Qualitäts-) Benchmarking in der Gesundheitswirtschaft, zeitweise radikale Veränderungen, zum Beispiel eine Neuausrichtung auf Kernkompetenzen, erfordert.

Unterstützt wird die Auffassung, dass vor allem die Verbindung von top-down-und bottom-up-Ansätzen im Krankenhaus erfolgswirksam ist, von Töpfer und Albrecht (2017). Ihrer Ansicht nach ist eine evolutionäre Weiterentwicklung, gerade in Hinsicht auf die Wirtschaftlichkeit des Unternehmens, ohne strategisch ausgerichtete, vom TOP-Management ausgehende Veränderungen nicht ausreichend hoch.

Elementar und letztendlich Voraussetzung zum Gelingen aller vorgenannten Konzepte ist, dass „das ‚Denken in Prozessen' in der Mentalität aller Beteiligten und in der Firmenkultur integriert sein [muss]", wenn eine innovative Prozessoptimierung im Krankenhaus nachhaltig gelingen soll (E. Weimann & P. Weimann, 2012b, S. 75).

2.3   Die Balanced Scorecard

Gerade im Gesundheitswesen sollten finanzielle Kennzahlen nicht die einzige Perspektive sein, nach denen das Krankenhaus als Unternehmen gesteuert wird. Weder die Erlösperspektive einer Behandlung noch die OP-Auslastung alleine dürfen Anhaltspunkte für eine tragfähige strategische Ausrichtung sein, stehen doch patientenorientierte Prozesse und die Mitarbeitenden im Fokus der Wertschöpfung. Eine ausgewogene Darstellung der Finanzperspektive in Verbindung mit weiteren Komponenten, die für einen Unternehmenserfolg entscheidend sind, wurde durch Kaplan und Norton (1992) in Form der Balanced Scorecard (BSC) entwickelt. Als strategisches Navigationssystem umfasst diese neben der Finanzperspektive außerdem die Kundenperspektive, eine interne Prozessperspektive sowie eine Lern- und Entwicklungsperspektive. Abbildung 2.1 zeigt eine beispielhafte Adaptation der BSC für den OP-Bereich der Universitätsmedizin Rostock (UMR).

Der Mehrwert der Balanced Scorecard liegt vor allem in einer Gesamtperspektive, die zu einem gemeinsamen Verständnis von Vision und Strategie der Organisation bei allen Beteiligten beitragen kann und die interne Kommunikation bei der Umsetzung der Ziele erleichtert. Ein weiterer Vorteil liegt in der praktischen Verbindung von strategischen Vorhaben und deren Umsetzung. Durch die Zuordnung von Kennzahlen, Zielgrößen und Maßnahmen wird die Umsetzung der konsentierten Ziele überprüf- und steuerbar. Langfristig sollten alle Perspektiven zu einer verbesserten Positionierung des Krankenhauses beitragen. Tabelle 2.1 zeigt die beispielhafte Umsetzung von Zielen im OP-Bereich der Universitätsmedizin Rostock (UMR).

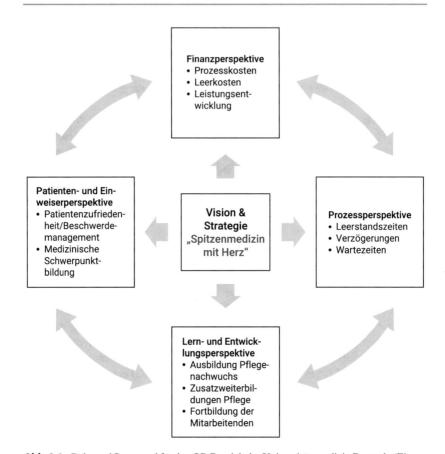

Abb. 2.1 Balanced Scorecard für den OP-Bereich der Universitätsmedizin Rostock. (Eigene Darstellung in Anlehnung an Kaplan & Norton, 1992, p. 72)

Tab. 2.1 Beispielhafte Umsetzung von Zielen der Balanced Scorecard im OP-Bereich der Universitätsmedizin Rostock. (Eigene Darstellung in Anlehnung an E. Weimann & P. Weimann, 2012a)

	Ziele	**Kennzahlen**	**Vorgaben**	**Maßnahmen**
Finanzielle Perspektive	Senkung der Leerkosten im OP-Bereich	OP-Auslastung	Jährliche Steigerung um 2 Prozent	Etablieren einer Holding Area für Patienten, Überlappende Narkoseeinleitungen
Interne Prozess-perspektive	Vermeidung von Verzögerungen durch Warten auf das OP-Team	Wartezeit auf Operateur in Minuten nach OP-Freigabe	Jährliche Reduktion um 20 Prozent	Verbesserung der telefonischen Erreichbarkeit (DECT)
Lern- und Entwicklungs-perspektive	Erhöhung des Anteils an OP-Pflege mit Zusatzbezeichnung	Prozentualer Anteil der Fachpflege am Gesamtkollektiv	Jährliche Steigerung um 5 Prozent	Ausbau der unternehmenseigenen Bildungsakademie
Patienten-Perspektive	Verkürzung der unmittelbaren Wartezeit der Patienten vor der OP	Wartezeit in Stunden	95 Prozent aller Patienten unter 2 Stunden	Erhöhung der Planstabilität durch interdisziplinäre OP-Plan-besprechung

Methodisches Vorgehen

3.1 Prozessanalyse und Konzeption

Das von Eversheim (1995, S. 37–42) beschriebene Modell der prozessorientierten Auftragsentwicklung erscheint methodisch besonders geeignet, um als Vorbild einer Prozessoptimierung im operativen Bereich eines Krankenhauses zu dienen. Grund hierfür ist einerseits die Einnahme einer multifunktionalen Perspektive, die alle wesentlichen Aspekte der Planung und Organisation des gesamten Patientenpfades vor, während und nach einer Operation bereichsübergreifend berücksichtigen kann. Andererseits sind Transparenz und Mitarbeiterbeteiligung wesentliche Kernelemente dieser Vorgehensweise. Aus diesen Gründen bildeten die von Rüegg-Stürm et al. (2004) in Anlehnung an das Konzept von Eversheim formulierten Arbeitsschritte zur Prozessoptimierung die Basis für das eigene, nachfolgend beschriebene Vorgehen bei der Reorganisation des operativen Bereichs.

3.1.1 Definition realisierbarer Ziele

Im Mittelpunkt einer innovativen Prozessentwicklung und -steuerung im OP-Bereich steht eine messbare Effizienzsteigerung durch eine verbesserte Prozessqualität bei gleichzeitiger Wahrung der Patientensicherheit sowie der Mitarbeiterzufriedenheit. Die beiden wesentlichen Stoßrichtungen zur Erreichung dieses Ziels sind zum einen eine größtmögliche Stabilität des OP-Programms bereits

Elektronisches Zusatzmaterial Die elektronische Version dieses Kapitels enthält Zusatzmaterial, das berechtigten Benutzern zur Verfügung steht https://doi.org/10.1007/978-3-658-31388-3_3.

in der Planungsphase sowie eine optimierte, flexible Nutzung der zur Verfügung stehenden Kapazitäten. Als geeignete Leistungskennzahl, auch Key Performance Indicator (KPI), die den Fortschritt bei der Umsetzung geeigneter Prozessmaßnahmen in seiner Gesamtheit widerspiegelt, können die OP-Auslastung sowie von dieser abgeleitete Parameter herangezogen werden.

Die OP-Auslastung in Prozent ist definiert als das Verhältnis von chirurgisch genutzter Zeit (Schnitt-Naht-Zeit) zur täglich zur Verfügung gestellten OP-Saalkapazität (Bauer et al., 2016). Die Patientenversorgung im OP-Saal unterteilt sich in die als Produktivzeit definierte chirurgische Dauer vom Beginn der Operation (Schnitt) bis zum Ende der Operation (Naht) und die als nicht wertschöpfend angesehene Zeit zwischen zwei Operationen von der Naht der vorangegangenen Operation bis zum Schnitt der nachfolgenden Operation. In den zuletzt genannten Zeitkorridor fallen Tätigkeiten wie das Ein- und Ausleiten der Narkose, das Lagern des Patienten in die Operationsposition, das Anlegen von Verbänden und Gipsen nach Ende des Eingriffes und die Reinigung des Saales zwischen den Operationen. Aus diesem Grund ist eine 100 % Auslastung der Saalkapazität nicht erreichbar; diese liegt durchschnittlich je nach operativem Fachgebiet bei zirka 40 bis 60 Prozent. Fachgebiete mit typischerweise langandauernden Operationen und einem kleinen Anteil an sogenannten Wechselzeiten (z. B. Herzchirurgie) weisen in der Regel eine höhere Auslastung auf als Fachabteilungen mit eher kurzen Eingriffen und einem hohen Gesamtanteil an prä- und postoperativen Prozesszeiten (z. B. Hals-Nasen-Ohren-Chirurgie). Zur vergleichenden Einordnung der Höhe der tatsächlichen OP-Auslastung kann die Berechnung der maximal möglichen OP-Auslastung sowohl für jede einzelne chirurgische Fachabteilung als auch für den Gesamt-OP-Bereich herangezogen werden. Diese berücksichtigt neben der durchschnittlichen Schnitt-Naht-Zeit (SNZ) auch die durchschnittliche Naht-Schnitt-Zeit (NSZ) zwischen zwei Operationen. Generell gehen in die Auswertungen zur Auslastung nur Operationen innerhalb der sogenannten Kernbetriebszeit ein, die je nach Fachabteilung 8 bis 10 Stunden Regelarbeitszeit umfasst. Bereitschaftsdienstzeiten bleiben in dieser Betrachtung unberücksichtigt.

Die OP-Auslastung einschließlich der Berechnung einer Auslastungslücke als Differenz zwischen maximal möglicher und tatsächlicher OP-Auslastung sind geeignete Zielparameter zur Messung des Erfüllungsstandes der Projektmaßnahmen und als Steuergröße für die Prozessveränderung einzustufen. Sie geben messbaren Aufschluss sowohl über direkte als auch indirekte Auswirkungen aller Teilprozesse auf den eigentlichen Wertschöpfungsprozess, die Operation. Kritische Veränderungen in der Prozesskette (instabile OP-Planung, unnötige Wartezeiten/Verzögerungen, verspäteter morgendlicher Beginn usw.) wirken sich direkt auf die OP-Auslastung aus und werden mit einer hohen Sensitivität kurzfristig erfasst.

Als Kennzahl ist die OP-Auslastung für alle Beteiligten einfach nachvollziehbar und im deutschlandweiten Benchmark mit anderen Krankenhäusern vergleichbar. Auf Grundlage der Leistungskennzahlen von 2015 wurde nach ausführlicher interdisziplinärer und interprofessioneller Diskussion das Erreichen einer OP-Auslastung in Höhe des Benchmark-Durchschnitts (2015: 47,1 Prozent) sowie das weitestmögliche Schließen der vorhandenen Auslastungslücke (2015: 11,9 %) als realisierbare Ziele unter besonderer Beachtung der Wahrung der Sicherheit der Patienten sowie der Zufriedenheit und Entwicklung der Mitarbeitenden im Konsens definiert. Als Zeitachse wurde der Dreijahreszeitraum 2016 bis 2018 definiert.

3.1.2 Prozessanalyse

In einem ersten Schritt wurde zunächst systematisch erfasst, welchen Weg ein Patient, der sich einer geplanten Operation unterziehen muss, von der Indikationsstellung (Festlegung der Operationsnotwendigkeit) bis zum Verbleib nach der Operation durchlaufen muss. Dies erfolgte neben dem Wissen aus der eigenen Berufserfahrung hauptsächlich durch Interviews mit den an den einzelnen Schritten beteiligten Mitarbeitenden sowie durch das Beobachten und Aufzeichnen einzelner Prozessschritte. Befragt wurden unter anderem Mitarbeitende der Sprechstunden und der Stationen, Kollegen der operativen Fachabteilungen sowie das OP-Personal des ärztlichen Dienstes und der Pflege. Besonderen Wert wurde auf Fragen zur zeitlichen Abfolge und zur Dauer der Tätigkeiten gelegt. Anhang A zeigt einen exemplarischen Fragenkatalog zur Darstellung der Tätigkeiten der Anästhesiesprechstunde im Rahmen der Narkosevorbereitung. Zur Visualisierung der aufgenommenen Teilprozesse wurden diese in einem nächsten Schritt in einem Swimlane-Diagramm dargestellt, um sachliche, organisatorische und zeitliche Zusammenhänge in Verbindung mit den vorhandenen Schnittstellen übersichtlich darzustellen (Abbildung 3.1).

Im Ergebnis der Prozessanalyse wurde aus den so gewonnenen Informationen die aktuelle Prozessstruktur gemeinsam mit den Mitarbeitenden rekonstruiert und in dem in Abbildung 3.2 dargestellte Patientenpfad als Ist-Prozessplan abschließend beschrieben (vgl. auch Autor-Kritiker-Zyklus, Rüegg-Stürm et al., 2004).

3.1.3 Schlussfolgern von Verbesserungspotentialen und Benennen von Veränderungsmaßnahmen

Auf Basis des Ist-Prozessplanes wurden in einem nächsten Schritt die gegenwärtigen Strukturen und Prozesse wertmäßig betrachtet, um Schwachstellen zu detektieren und hieraus den Reorganisationsbedarf abzuleiten.

Konkret wurde das Ist-Modell auf Kriterien wie das Vorhandensein von nicht-wertschöpfenden Tätigkeiten, Störanfälligkeiten an Schnittstellen und die Abstimmung der zeitlichen Abläufe untersucht. Nicht-wertschöpfende Tätigkeiten, das heißt eine Zeitbindung ohne direkten Nutzen für die Patientenbehandlung, sieht Sudmann (2015, S. 174) im Krankenhaus vor allem in Doppeluntersuchungen, der telefonischen Suche nach Betten, OP-Kapazitäten oder Informationen, im Warten auf Patienten, Befunde oder Kollegen sowie in langen Wegen und einer zunehmenden Überadministration.

Zudem wurde der gesamte Prozess-Plan zusätzlich aus Patientensicht evaluiert, um die Prozessbetrachtung um die Kundenperspektive zu erweitern. Folgt man der Sichtweise des Patienten, fallen vor allem unnötige Wiederkontakte mit beispielsweise mehrfacher Erhebung der Krankengeschichte (Anamnese) sowie lange Wege und Wartezeiten auf.

Im Anschluss wurden auf Grundlage des gegenwärtigen Ist-Prozessplanes einschließlich der aufgezeigten Prozesshindernisse (Abbildung 3.2) Veränderungsmaßnahmen abgeleitet und ein Soll-Prozessplan erstellt, der einen gewünschten, optimierten Patientenpfad darstellt (Abbildung 3.3). Schwerpunkte wurden auf die Integration identischer Tätigkeiten in bereichsübergreifenden Strukturen zur Elimination von Redundanzen (Zentrales Patientenmanagement, Zentrale Patientenvorbereitung, Zentrales Aufnahme- und Bettenmanagement), die Standardisierung von Teilprozessen (Konzept des stabilen Saales), das Verhindern von Medienbrüchen (Elektronische OP-Sicherheitscheckliste), die Parallelisierung von Teilprozessen (Zentrale Anästhesievorbereitung) sowie eine verstärkte Transparenz der gesamten Prozesskette (OP-Cockpit, OP-Fortschrittsanzeige, standardisierte OP-Plan-Besprechungen) gesetzt.

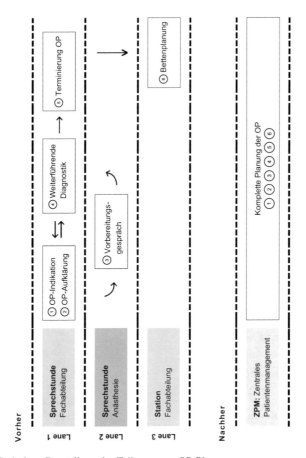

Abb. 3.1 Swimlane-Darstellung des Teilprozesses OP-Planung

Patientenpfad	Mögliche Prozesshindernisse

Sprechstunde Fachabteilung

Weiterführende Diagnostik

- Mangelnde Verknüpfung vorstationärer Anlaufpunkte mit der Folge vermeidbarer Wiederkontakte (sinkende Servicequalität, Patientenunzufriedenheit)

Narkosevorbereitung

OP-Planung / Bettenplanung

- Dezentrale Termin- und Bettenplanung mit der Folge der Über- bzw. Unterplanung der vorhandenen Kapazitäten

Versorgungsbereich vor OP (Station / Notaufnahme)

- Patient nicht (pünktlich) auf Station
- Patient nicht nüchtern
- Patientenuntersuchung nicht abgeschlossen
- Programmumstellung aus organisatorischen Gründen durch operative Abteilung

OP-Schleuse

- Verzögerter Abruf des Patienten
- Transportverzögerung
- OP-Sicherheitscheckliste nicht ausgefüllt / fehlt
- Unterlagen nicht vollständig / Einwilligung fehlt
- OP-Seite nicht markiert

Narkoseeinleitung

- Ärztliches Personal / Funktionsdienst Anästhesie nicht (zeitgerecht) verfügbar
- Dauer der Anästhesie-Einleitung länger als Planzeit
- Warten auf Notfalleingriff / Schockraum

OP-Saal

- OP-Saal nicht (oder erst verzögert) verfügbar
- Lagerung / chir. OP-Vorbereitung länger als Planzeit
- Ärztliches chirurgisches Personal / OP-Funktionsdienst nicht (zeitgerecht) verfügbar
- OP-Dauer länger als geplant (mangelnde Plantreue)

Narkoseausleitung

- Dauer der Anästhesie-Ausleitung länger als erwartet
- Personal für Saalreinigung nicht zeitgerecht verfügbar

Versorungsbereich nach OP (Aufwachraum/ Intensivstation/Station)

- Patientenbett auf Station nicht (zeitgerecht) verfügbar
- Notwendiges Intensivbett nicht (zeitgerecht) verfügbar
- Nachbetreuung eines isolationspflichtigen Patienten

Abb. 3.2 Patientenpfad – Darstellung des Ist-Prozessplanes

Patientenpfad	Prozessveränderungen
	Zentrales Patientenmanagement (ZPM)
Sprechstunde Fachabteilung	• Zentrale Anlaufstelle für Zuweiser und Patienten
	• Organisation der Behandlung von der Erstvorstellung bis zur Entlassung
Weiterführende Diagnostik	• Gemeinsame Wochenvorplanung des OP-Programms durch ZPM-OPM
Narkosevorbereitung	💡 Angabe der perioperativen Zeit bei der OP-Planung
	Zentrales Aufnahme- und Bettenmanagement
OP-Planung / Bettenplanung	• Einrichtungsübergreifende Bettenplanung
	• Übersicht der Bettenbelegung unter Berücksichtigung von Aufnahme- und Entlassungskontingenten
	Zentrale Patientenvorbereitung (ZPV)
Versorgungsbereich vor OP (Station / Notaufnahme)	• Vorbereiten ambulanter und vorstationärer Patienten in der Nähe des OP-Bereichs mit dem Ziel der Verkürzung von Wartezeiten
	💡 Elektronische OP-Sicherheitscheckliste
OP-Schleuse	**Zentrale Anästhesievorbereitung (ZAV)**
	• Holding Area im OP-Bereich mit dem Ziel der Verkürzung von Wartezeiten
	• Vorbereiten des Eingriffs (Check der Patientenunterlagen auf Vollständigkeit, Etablieren des Standardmonitorings, Dokumentation)
Narkoseeinleitung	**Konzept des stabilen Saales**
	• Definieren spezieller Tage für bestimmte Eingriffe mit festem Chirurgen-Team
	• Priorisieren des stabilen Saals (kein Einschluss in Ausfallkonzepte, sichere Intensivbettenverfügbarkeit, keine Durchführung von Notfalleingriffen)
OP-Saal	💡 OP-Fortschrittsanzeige (Graphische Visualisierung des aktuellen OP-Programms auf Monitoren im OP)
Narkoseausleitung	
	Zentrales Aufnahme- und Bettenmanagement
Versorungsbereich nach OP (Aufwachraum/ Intensivstation/Station)	• Sicherstellen der zeitgerechten Verfügbarkeit von Betten für Patienten nach der Operation
	• Etablieren eines Bereiches zur Nachbetreuung isolationspflichtiger Patienten im Aufwachraum

Abb. 3.3 Patientenpfad – Darstellung des Soll-Prozessplanes

3.1.4 Integration der Veränderungsmaßnahmen im Projekt-Portfolio

Abschließend wurden die Einzelmaßnahmen in einem Projekt-Portfolio unter den Gesichtspunkten Wertschöpfungsbeitrag, Komplexität und Ressourcenaufwand eingeordnet (Abbildung 3.4). Ziel einer solchen Vorgehensweise ist eine übersichtliche, mehrdimensionale grafische Darstellung, die alle Optimierungsmaßnahmen durch ihre Bewertung mit einheitlichen Kriterien vergleichbar macht und eine möglichst kohärente Projektlandschaft bildet. Die differenzierte Darstellung der Maßnahmen im Gesamtkontext des Portfolios kann sowohl spezifische Abhängigkeiten als auch Synergien der Projekte untereinander, aber auch mögliche Risiken bei der Umsetzung aufzeigen. So ist eine intensive Betreuung und vermehrte Überwachung auf Inhalt, Zeit und Ressourcenverbrauch bei Projekten ratsam, die einen hohen Wertschöpfungsbeitrag bei gleichzeitig hoher Komplexität aufweisen (Harsch, 2018). Aus diesem Grund wurden beispielsweise die Etablierung des Zentralen Patientenmanagements, der Zentralen Patientenvorbereitung sowie die Schaffung eines Zentralen Aufnahme- und Bettenmanagements in eigenständige Projektteams unter enger Anbindung an das OP-Management überführt. Im Ergebnis der Erstellung schafft das Projekt-Portfolio letztlich eine einheitliche, kollektive Diskussionsgrundlage für die Umsetzung der geplanten Maßnahmen.

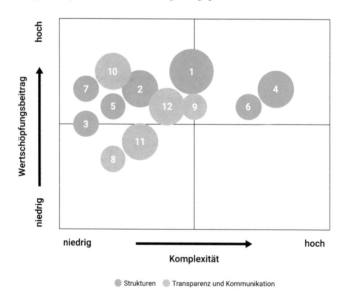

Abb. 3.4 Darstellung der Prozessmaßnahmen im Wertschöpfungsbeitrag-Komplexität-Portfolio

Abbildung 3.4 stellt eine vergleichende Positionierung der einzelnen Projektmaßnahmen in einem mehrdimensionalen Portfolio dar. Die Maßnahmen wurden
unter Verwendung eines Scoringsystems (Harsch, 2018, S. 127 f.) in den Kategorien Wertschöpfungsbeitrag, Komplexität und Ressourcenaufwand (Durchmesser
des Datenkreises) innerhalb der Matrix gewichtet. Die Farbkennung der Datenkreise
gibt einen Hinweis auf die Zugehörigkeit zu einer übergeordneten Projektgruppe.
(Adaptiert nach Harsch 2018; mit freundlicher Genehmigung von © Springer
Fachmedien Wiesbaden GmbH 2018. All Rights Reserved)

1. Zentrales Patientenmanagement (ZPM)	8. OP-Fortschrittsanzeige
2. Zentrale Patientenvorbereitung (ZPV)	9. Regelmäßige OP-Plan-Besprechungen
3. Zentrale Anästhesievorbereitung (ZAV)	10. Erweiterte Erreichbarkeit des OP-Managements
4. Zentrales Aufnahme- und Bettenmanagement	11. Monatliches Reporting der OP-Kennzahlen (OP-Cockpit)
5. Konzept des stabilen Saales	12. Interdisziplinäre OPM-Veranstaltungen
6. Elektronische OP-Sicherheitscheckliste	
7. Nachbetreuung isolationspflichtiger Patienten im Aufwachraum (AWR)	

3.2 Umsetzung der Optimierungsmaßnahmen

3.2.1 Strukturen

Im Ergebnis der durch die Visualisierung von ablauforganisatorischen Strukturen aufgezeigten Schwachstellen des Patientenpfads (Abbildung 3.2) wurden die
in Abbildung 3.3 dargestellten Prozessveränderungen abgeleitet und wie folgt
umgesetzt:

– **Zentrales Patientenmanagement (ZPM)**
  Das Zentrale Patientenmanagement (ZPM) fungiert als übergeordnete
  Informations- und Koordinationsstelle bei der Planung eines operativen Eingriffs
  sowohl für Patienten als auch für Zuweiser. Fachabteilungsübergreifend organi-
  sieren Mitarbeitende des ZPM den kompletten Ablauf der Vorbereitung auf die
  OP einschließlich der notwendigen Diagnostik, der Aufklärung durch den Anäs-
  thesisten und den Chirurgen sowie der Terminierung der stationären Aufnahme
  und des OP-Tages. Durch die Integration der genannten Tätigkeiten auf einer

übergeordneten Gesamtprozessebene werden Doppelarbeiten und Redundanzen an den Schnittstellen vermieden (Rüegg-Stürm et al., 2004). In enger Zusammenarbeit mit dem OP-Management sowie dem Aufnahme- und Bettenmanagement wird die Termindisposition des Aufnahme- und des OP-Tages optimiert, was konsekutiv eine vorausschauende und stabile OP-Planung ermöglicht. Für die Patienten verkürzt sich zudem die Dauer des vorstationären Behandlungsablaufs, vor allem durch die Vermeidung von Wiederkontakten. Dies erhöht die Servicequalität und kann folglich zu einer erhöhten Patientenzufriedenheit beitragen.

– **Zentrales Aufnahme- und Bettenmanagement**

Das zentrale Aufnahme- und Bettenmanagement ist für die einrichtungs- und fachabteilungsübergreifende Belegung der Krankenhausbetten unter Beachtung spezieller Faktoren (Berücksichtigung z. B. des Patientengeschlechts, einer möglichen Infektiosität, einer Begleitperson oder des Versicherungsstatus) zuständig. Die Implementierung einer übergeordneten Struktur mit fest verankerten Verantwortlichkeiten, anstelle einer individuellen Stationsplanung, erhöht die Flexibilität der Bettenplanung und folglich die Bettenauslastung. Die sich hieraus für den OP-Prozess ergebenden Verbesserungen erwachsen vor allem aus einer erhöhten Planungssicherheit für elektive Operationen durch eine verbindliche Bereitstellung des postoperativ benötigten Patientenbettes, aber auch für eine kurzfristige Disposition des Bettes nach Notfalleingriffen.

– **Zentrale Patientenvorbereitung (ZPV)**

Durch eine Zentrale Patientenvorbereitung (ZPV) ergibt sich die Möglichkeit, ambulante und vorstationäre Patienten in der Nähe des OP-Bereichs unmittelbar auf den operativen Eingriff vorzubereiten (Anbringen des Patientenarmbandes am Handgelenk, ggf. Einnehmen der Beruhigungstablette, Anziehen des OP-Hemdes, Ausfüllen der Sicherheitscheckliste), ohne dass eine stationäre Aufnahme vor der OP notwendig ist. Neben einer Verkürzung der Wartezeiten kann hierdurch die Bettenauslastung erhöht werden, indem die Patienten erst nach der OP stationär aufgenommen werden.

– **Zentrale Anästhesievorbereitung (ZAV)**

Bei der Zentralen Anästhesievorbereitung handelt es sich um eine Holding Area innerhalb des OP-Bereichs zum Verbleib des Patienten zwischen dem Einschleusen in den OP und dem Beginn der Narkoseeinleitung. Hauptgrund für das Etablieren der ZAV ist die Vermeidung von Wartezeiten, welche durch Störungen der Prozessqualität in vorgelagerten Prozessschritten auftreten können (z. B. unzureichende Zuverlässigkeit beim Patiententransport, unvollständige Vorbereitung des Patienten). Um diesen Puffer möglichst produktiv zu nutzen, werden in diesem Zeitfenster unter anderem bereits die Patientenunterlagen auf Vollständigkeit überprüft, das Standardmonitoring für die Messung der wichtigsten Kreislaufparameter angelegt sowie die Dokumentation des Eingriffs begonnen.

– **Elektronische OP-Sicherheitscheckliste**
Die von der Weltgesundheitsorganisation (WHO) initiierte Checkliste stellt ein praktikables Instrument dar, um für jeden Patienten sicherheitsrelevante, den geplanten Eingriff betreffende Punkte (beispielsweise Identifikation, Markierung der OP-Seite, Vorhandensein aller Materialien) individuell vor und im OP abzufragen und somit zur Patientensicherheit beizutragen. Die zweiseitige Checkliste, teilweise mit fachabteilungsindividueller Gestaltung, wurde bisher in der Patientenakte in Papierform mitgeführt und musste am OP-Tag jeweils an fünf Stellen des perioperativen Prozesses kontrolliert werden. Eigene Erhebungen im Rahmen von Qualitätssicherungsmaßnahmen ergaben, dass es in 4,4 Prozent aller Fälle zu Verzögerungen aufgrund des Fehlens der Checkliste in der Patientenakte kommt. Ziele der Implementierung einer elektronischen Version in das Krankenhausinformationssystem sind: (1) Ein einheitliches Arbeiten mit einer für alle Organisationseinheiten (OE) geltenden Checkliste, (2) Die Reduzierung von Komplexität durch Entfernen von Redundanzen, (3) Die Verhinderung von Verzögerungen im perioperativen Ablauf durch sicheren Zugriff auf die Sicherheitscheckliste im Krankenhausinformationssystem. Neben den genannten Zielen wird gleichzeitig ein Beitrag zur Einführung der elektronischen Patientenakte sowie zur Nachhaltigkeit bei Verzicht von jährlich ca. 60.000 Blatt an bedrucktem Papier geleistet.

– **Konzept des stabilen Saales**
Bereits bei der Vergabe von OP-Terminen durch das Zentrale Patientenmanagement werden bestimmte, häufig durchgeführte Operationen an einem wöchentlich festen OP-Tag gebündelt. Das Konzept sieht an jedem Werktag der Woche einen stabilen Saal im Zentral-OP vor, wobei die Eingriffsgruppen nach einem festgelegten Schema täglich wechseln. Als Beispiel seien minimal-invasive (in Schlüssellochtechnik durchgeführte) Eingriffe der Gallenblase oder bei Leistenbruch genannt. Zur Gewährleistung eines ungestörten OP-Ablaufs ist der stabile Saal von allen tagesaktuell notwendigen Änderungen bzw. Einschränkungen der bereitgestellten OP-Kapazität wie zum Beispiel durch Notfalloperationen oder Personalmangel ausgenommen. Durch die Homogenität des OP-Programms einschließlich eines festen Chirurgen-Teams entstehen immer wiederkehrende, ähnliche Prozessschritte am OP-Tag, was zu einer Verkürzung der einzelnen Prozessdauern, vor allem der Wechselzeiten führt.

– **Nachbetreuung isolationspflichtiger Patienten im Aufwachraum (AWR)**
Die gängige Praxis, die postoperativ notwendige Überwachung bei Patienten, die
mit einem multiresistenten Krankenhauserreger besiedelt sind, isoliert in einem
OP-Saal, statt wie für alle anderen Patienten üblich in einem Aufwachraum
durchzuführen, wurde geändert. In Übereinstimmung mit den Empfehlungen
der Kommission für Krankenhaushygiene und Infektionsprävention beim Robert
Koch-Institut (2014) wurde ein für diese isolationspflichtigen Patienten speziell ausgewiesener, räumlich abgetrennter Stellplatz im zentralen Aufwachraum
des OP geschaffen. Zudem wurde das Pflegepersonal durch die Mitarbeitenden
der Sektion Krankenhaushygiene umfassend in der sogenannten Barrierepflege,
das heißt in zusätzlich zur Standardhygiene notwendigen Maßnahmen, geschult.
Durch diese Maßnahme wird der zusätzliche Aufwand für die Nachbetreuung,
der die Vorhaltung von zwei Stunden Saalkapazität einschließlich eines Anäs-
thesieteams für die Überwachung eines Patienten umfasst, vermieden und kann
stattdessen für weitere Operationen produktiv genutzt werden.

3.2.2 Transparenz und Kommunikation

Ein weiterer Schwerpunkt wurde auf die Verbesserung der Transparenz von Prozessleistungen und die Kommunikation aller am Prozess beteiligten Berufsgruppen
gelegt, was die Einführung bzw. Umsetzung vor allem nachfolgender Maßnahmen
beinhaltete:

– **Erweiterte Erreichbarkeit des OP-Managements**
Die Anwesenheit des OP-Managements wurde von ursprünglich 06.30 Uhr
bis 15.30 Uhr auf eine Präsenzzeit von 06.30 Uhr bis 18.00 Uhr erwei-
tert. Durch Einführung versetzter Dienstzeiten im Team des OP-Managements
konnte diese Maßnahme personalneutral umgesetzt werden. Ziel dieser Ände-
rung ist zum einen, die optimierte Steuerung vollumfänglich auf die länger
laufenden Säle durch einen OP-Koordinator auszuweiten, die im Gegensatz
zu den Regel-OP-Zeiten (Saalaufzeit bis 15.30 Uhr) mit einer verlängerten
Saalaufzeit bis 17.45 Uhr unter vollständiger Aufrechterhaltung des Ressour-
ceneinsatzes betrieben werden. Zum anderen wird die Planungssicherheit des
OP-Programms für den Folgetag wesentlich durch die Möglichkeit erhöht,
Änderungen, welche sich vor allem aus den Fachabteilungsbesprechungen nach
15.30 Uhr ergeben, bis 18.00 Uhr einarbeiten und kommunizieren zu können.
Des Weiteren wurde die Erreichbarkeit des OP-Managements per E-Mail durch
Einführung einheitlicher Accounts neu strukturiert. Anstatt der zuvor üblichen

personenbezogenen Kommunikation wurde die Möglichkeit geschaffen, sich mit organisatorischen Anfragen an OPManagement@med.uni-rostock.de zu wenden, und sich bei Lob, Kritik oder Verbesserungsvorschlägen zusätzlich über OPMFeedback@med.uni-rostock.de in Verbindung zu setzen.

– **Regelmäßige OP-Planbesprechungen**
  Zur Verbesserung der interdisziplinären und interprofessionellen Kommunikation bei der gemeinsamen Planung und Umsetzung des OP-Plans wurden verschiedene Regeltermine verankert. Eine Übersicht über Form und Inhalte der Besprechungen zeigt die Besprechungsmatrix des OP-Managements (Tabelle 3.1). Ein wesentlicher Beweggrund zur Implementierung einer derartigen Regelkommunikation ist die hieraus erwachsende Chance, sowohl Auslastungsspitzen als auch ungenutzte Saalkapazität rechtzeitig zu detektieren und durch eine flexible, bedarfsgerechte Saalsteuerung die Gesamtauslastung des OP zu erhöhen.

– **Interdisziplinäre OPM-Veranstaltungen**
  Durch das OP-Management wurden seit 2016 verschiedene Veranstaltungskonzepte zu OPM relevanten Themen konzipiert und implementiert:
  - Mit den OP-Verantwortlichen des ärztlichen Dienstes aller Fachdisziplinen, der Funktionsdienste sowie der Geschäftsführung wird quartalsweise ein OPM-Workshop durchgeführt. Hauptelemente sind die Analyse, Bewertung und Diskussion der erbrachten Leistungen und realisierten Projekte einschließlich eines Ausblicks anhand relevanter OP-Kennzahlen, die Information zu Änderungen von ablauforganisatorischen Strukturen sowie die gemeinsame Besprechung aktueller Themen (z. B. Struktur der Urlaubsplanung). Zudem wird dieses Forum einmal im Jahr zur Durchführung einer unternehmensintern als „Renner-Penner" bezeichneten Analyse genutzt, die mit einem sogenannten „Frühjahrsputz" (Jenewein, 2018, S. 93) vergleichbar ist. Vor dem Hintergrund der gemeinsamen Strategie wird überlegt: Was läuft gut und sollte beibehalten werden („Renner"), was läuft schlecht und muss geändert bzw. abgeschafft werden („Penner")? Im Ergebnis dieser Diskussion entstanden und entstehen zahlreiche Ansätze zur Verbesserung der Ablauforganisation – beispielhaft seien die Elektronische OP-Sicherheitscheckliste und das Konzept des stabilen Saales genannt.
  - Des Weiteren wurden regelmäßige interdisziplinäre Fortbildungen eingeführt, die sich dreimal jährlich berufsgruppenübergreifend an alle Mitarbeitenden des OP-Bereichs richten. Inhaltlich geht es neben der Weitergabe von relevanten Informationen aus den OPM-Workshops vor allem um die Vermittlung von Basiswissen auf dem Gebiet des OP-Managements (z. B. Umgang mit Notfallklassifikationen, gesetzliche Vorschriften und Normen etc.).

Tab. 3.1 Besprechungsmatrix OP-Management

Art der Besprechung	Teilnehmer	Inhalt
Frühbesprechung Klinik für Anästhesiologie und Intensivtherapie (KAI) Werktäglich 07.15 Uhr	▪ Leitender OA KAI ▪ Bereichsleitende OÄ KAI Bereich Schillingallee ▪ Vertreter OP-Management ▪ 1. Bereitschaftsdienst KAI ▪ Leitung FD Anästhesie	▪ Übergabe Bereitschaftsdienst Anästhesie – Ltd. OA / Vertreter OP-Management ▪ Bestätigung des finalisierten OP-Plans ggf. unter Integration von Veränderungen aus dem Bereitschaftsdienst bei personellen Veränderungen Anpassung der Tagespläne ÄD / FD Anästhesie ▪ Überprüfung des Freigabestatus aller Patienten durch Ltd. OA / OA Anästhesieambulanz
OP-Plan-Besprechung Werktäglich 13.15 Uhr	▪ OP-Manager / OP-Koordinator ▪ OP-Verantwortliche der OEs ▪ Leitung FD OP-Pflege ▪ Leitung FD Anästhesie ▪ Vertreter ZPM ▪ Vertreter ZPV ▪ Vertreter Intensivtherapie	▪ Besprechung des OP-Gesamtplans der UMR einschließlich NORA – Festlegung der ersten Programmpunkte – Risikoadaptierte Bettenvorplanung PIT – Vergabe freier Saalkapazitäten – Personaleinsatzplanung ▪ Besprechung aktueller organisatorischer und medizinischer Besonderheiten des laufenden OP-Programms – Steuerung der lang laufenden OP-Säle – Planung des Notfall-Programms – Akute personelle Veränderungen in der Tages- und Dienstbesetzung
Dienstübergabe Zentral-OP Werktäglich 17.30 Uhr	▪ OPM / OPK ▪ 1. Bereitschaftsdienst KAI ▪ Schichtschwester FD OP-Pflege ▪ Schichtschwester FD Anästhesie	▪ Besprechung aktueller organisatorischer und medizinischer Besonderheiten des laufenden OP-Programms – Steuerung der lang laufenden OP-Säle einschl. Planung des Notfall-Programms
Wochenvorplanung OPM/ZPM Wöchentlich Freitag, 11.00 Uhr	▪ OP-Manager / OP-Koordinator ▪ Vertreter ZPM ▪ OP-Verantwortliche der OEs	▪ Besprechung des in der Folgewoche im Zentral-OP geplanten OP-Programms – Bettenvorplanung PIT lt. OP-Statut – Identifizierung nicht genutzter Saalkapazität (Vergabe an andere OE bzw. Schließen des Saales)

- Als eigenständige Plattform wurde zudem ein Open Space-ähnliches For-
mat initiiert. Es wurde durch das OP-Management ein methodischer Rahmen
geschaffen, in dem Mitarbeitende selbstorganisiert und selbstverantwortlich
ihre Anliegen zum vorgegebenen Thema „Unser OP – Meine Vorstellun-
gen!" bearbeiten können. Berufsgruppenübergreifend haben sich dazu vier
Arbeitsgruppen konstituiert, um die im Rahmen der Auftaktveranstaltung vereinbarten Inhalte zu den Teilthemen Patientenzufriedenheit, Zusammenarbeit,
Nachhaltigkeit und OP-Statut innovativ und lösungsorientiert zu erarbeiten
und in Projekten praktisch umzusetzen.
- **OP-Fortschrittsanzeige**
Allen Mitarbeitenden im OP-Bereich ist es jederzeit möglich, sich anhand einer
OP-Fortschrittsanzeige über das aktuell laufende sowie das noch ausstehende
OP-Programm in allen OP-Sälen mit einem Blick zu informieren. Hierzu wurden auf den Fluren des Zentral-OP im Jahr 2018 nach einer vorangegangenen
zweijährigen Planungsphase Großbild-Monitore installiert. Durch die interaktive
grafische Darstellung der OP-Säle und des aktuellen OP-Geschehens als Balken-
diagramm einschließlich der Anzeige der wichtigsten Prozesszeitpunkte ist durch
die Fortschrittsanzeige ein Vergleich des aktuellen Stands mit dem ursprünglich geplanten OP-Programm intuitiv erkennbar. Anhand definierter Icons sind
prozessrelevante Zusatzinformationen wie beispielsweise Verzögerungsgründe,
eingeschobene Notfälle, Isolationspflicht von Patienten oder eine postoperative
Verlegung auf Intensivtherapiestation einfach erfassbar.
- **Monatliches Reporting der OP-Kennzahlen (OP-Cockpit)**
Die Berichterstattung der wichtigsten OP-Kennzahlen wurde von einem Jahres-
bericht auf ein monatliches Reporting umgestellt. Es wurde ein Cockpit-Format
entwickelt, welches neben der numerischen Wiedergabe die wichtigsten Entwicklungen visualisiert darstellt. Das OP-Cockpit vergleicht die Kennzahlen
auf verschiedenen Zeitebenen (laufendes Jahr zum Vorjahr, quartalsweise mit
Bezug zum entsprechenden Vorjahresquartal, Vergleich des aktuellen Monats
zum Vormonat) unter Verwendung von Icons zur Darstellung des aktuellen
Trends. Zusätzlich können die Kennzahlen durch Angabe von im Konsens ver-
abschiedeten Zielwerten sowie von Vergleichswerten eines deutschlandweiten
Benchmarkings eingeordnet werden. Abbildung 3.5 zeigt ein beispielhaftes OP-
Cockpit. Ziele einer derartigen Darstellung eines Kennzahlensystems sind die
Motivation der Mitarbeitenden zur Zielerreichung, die Möglichkeit zur frühzei-
tigen Abweichungsanalyse sowie eine Kontroll- und Frühwarnfunktion. Aus den
genannten Gründen wird in einem nächsten Schritt die Wiedergabe in Form eines
wöchentlichen Reportings angestrebt.

Reporting der wichtigsten OP-Kennzahlen

OE: Klinik und Poliklinik für Hals-Nasen-Ohrenheilkunde, Kopf- und Halschirurgie "Otto Körner" (HNO)

2019	Gesamtanzahl der Operationen		Saalauslastung	Morgendlicher Beginn						Wechselzeiten						Notfallaufkommen		
	Anzahl (n)	SNZ (min)	SNZ in KSZ (%) Trend	Freigabe Anästhesie Ist Trend		Schnitt Ist Trend		Anästhesie (min) Ist Trend		NSZ (min) Ist Trend					Anzahl (n)	SNZ (min)	Anteil in KSZ (%)	Trend
Ziel			≥ 56,9%	7:50		8:00		35 min		≤ 50 min								
2018	2,394	144,247	56.9	7:50		7:58		43		52					217	8,424	1.6	↑
I. Quartal	688	41,294	61.9	7:49		7:58		40		47					93	4,195	2.6	↑
II. Quartal	668	39,065	60.9	7:52		8:01		41		50					91	4,987	5.4	↘
Juli	269	14,091	58.3	7:49		7:57		41		50					32	866	1.4	↗
August																		
September																		
2019 akt.	1,625	94,450	60.9	7:50		7:59		41		49					220	9,955	3.8	↘

Abb. 3.5   Reporting der wichtigsten OP-Kennzahlen (OP-Cockpit)

OP Management
Universitätsmedizin Rostock

15.08.2019

3.2.3 OP-Kapazitäts-Steuerung

Neben den genannten, aus dem Ist-Soll-Vergleich des Patientenpfades abgeleiteten Maßnahmen zur Prozessentwicklung und -verbesserung lag ein weiterer Fokus auf einer flexibilisierten OP-Kapazitäts-Steuerung unter Verwendung des von Tschudi, Schüpfer, Bauer und Waeschle (2017) beschriebenen Luzerner Konzepts zur effizienten Nutzung von OP-Kapazitäten. Als Grundzüge eines bedarfsorientierten OP-Kapazitätsmanagements führen Tschudi et al. (2017) unter anderem folgende Punkte an: eine variable Steuerung von zirka 20 Prozent der Gesamtkapazität zum Ausgleich von Nachfrageschwankungen, eine flexible Zuteilung von freien Teilkapazitäten, feste Regeln für den OP-Planungsprozess sowie eine abteilungsübergreifende Kapazitätsvorhaltung für die Notfallversorgung.

Die Umsetzung dieses Modells an der Universitätsmedizin Rostock beinhaltete nachfolgende Maßnahmen:

– Die Vergabe von bis zu 50 Prozent der fixen (fest an bestimmte Fachabteilungen für geplante Operationen zugeteilten) Kapazitäten an eine andere Fachabteilung, wenn diese am Vortag von der bevorrechtigten Fachabteilung nicht verplant wird,
– die Vergabe von reservierter Kapazität (Warteposition) an eine andere Fachabteilung, wenn diese am Ende der Vorwoche von der bevorrechtigten Fachabteilung noch nicht verplant ist,
– eine tagesaktuelle Zuteilung von kurzfristig frei werdenden Teilkapazitäten (zum Beispiel in Folge einer kürzer als geplant dauernden Operation oder durch Ausfall eines Patienten aus medizinischen Gründen) in direkter Absprache mit der Fachabteilung, welche diese Teilkapazität nutzen möchte,
– Einführung einer einheitlichen, bereichsübergreifenden, strukturierten Notfallplanung unter Umsetzung konsentierter Notfallklassifikationen (Bauer et al., 2016),
– mittel- bis langfristige, transparente Planung von Abwesenheiten mit der Folge von frei werdenden Saalkapazitäten (z. B. Abwesenheiten durch Urlaube, Kongresse).

Durch diese Vorgehensweise werden neben der bedarfsgerechten Bereitstellung von Saalkapazität und der Maximierung der Saalauslastung auch eine Minimierung von anfallenden Überstunden sowie ein effizienter Ressourceneinsatz erreicht (Tschudi et al., 2017).

3.3   Messung von Prozessveränderungen

Zur Analyse der Prozessleistungen werden sowohl quantitative Messmethoden unter Verwendung von Key-Performance-Indikatoren (KPI) als auch qualitative Messinstrumente wie Feedbackabfragen angewandt. Ziel ist die Überprüfung und Bewertung der durchgeführten Maßnahmen im zeitlichen Verlauf hinsichtlich ihres Fortschritts sowie unter dem Aspekt der nachhaltigen Verankerung.

3.3.1   Quantitative Messmethoden

Eine erste quantitative Bewertung wird anhand der Betrachtung von Mengen-Kennzahlen ('volume indicators') vorgenommen. Hierzu werden die einzelnen Prozessintervalle Reine Anästhesiezeit, Perioperative Zeit sowie Schnitt-Naht-Zeit (SNZ) in Verbindung mit der Gesamtanzahl der Operationen und den dafür benötigten Minuten dargestellt.

In einem weiteren Schritt werden Nutzungs-Kennzahlen ('utilization indicators') betrachtet. Als Key Performance Indikator wird zunächst die OP-Auslastung innerhalb der Kernbetriebszeit in Prozent dargestellt. Dabei handelt es sich um den Anteil an der zur Verfügung gestellten OP-Saalkapazität, welcher mit Produktivzeit (Schnitt-Naht-Zeit) genutzt wird. Dieser Parameter ist gleichzeitig Ausgangspunkt zur Berechnung weiterer Nutzungs-Kennzahlen wie Auslastungslücke und Auslastungsgrad.

Ergänzt wird die quantitative Analyse durch die Beurteilung erlösrelevanter Kennzahlen ('financial indicators'). Die OP-Kosten werden auf Basis einer vereinheitlichten Berechnungsmethode (Iber, 2015) kalkuliert, wobei nach Personal, Sach- und Gesamtkosten differenziert werden kann. Die Kosten je Schnitt-Naht-Minute (SNM) berechnen sich wie in Formel (1) dargestellt und dienen in der weiteren Auswertung der Berechnung von Leerkosten (Formel [2]).

Formel (1)

$$\textit{Kosten je Schnitt-Naht-Minute (SNM)(in €)} = \frac{\textit{OP-Kosten(in €)}}{\textit{Schnitt-Naht-Zeit gesamt (in min)}}$$

Formel (2)

$$\textit{Leerkosten (in €)} = (\textit{OP-Auslastung}_{max}\textit{[in min]} - \textit{OP-Auslastung}_{IST}\textit{[in min]}) \cdot \textit{Kosten je SNM (in €)}$$

OP-Auslastung$_{max}$: maximal mögliche OP-Auslastung
OP-Auslastung$_{IST}$: tatsächliche OP-Auslastung
SNM: Schnitt-Naht-Minute

Alle vorgenannten Kennzahlen werden über einen Dreijahreszeitraum von 2016 bis 2018 dargestellt. Die Bereitstellung der originären Daten, die den oben genannten Berechnungen zugrunde liegen, erfolgte nach Analyse der gelieferten Rohdaten durch die digmed GmbH, Hamburg (Deutschland) auf Grundlage einer gemeinsamen Empfehlung der Deutschen Fachgesellschaften für Anästhesiologie und Chirurgie sowie des Verbandes für OP-Management (Bauer et al., 2016).

Die Leistungsentwicklung wird zudem auf Basis des Case Mix Index (CMI) beurteilt. Der CMI ist ein Maß für die durchschnittliche Schwere von Patientenfällen und beschreibt den damit verbundenen, abrechnungsrelevanten relativen ökonomischen Ressourcenaufwand eines Krankenhauses. Zur Auswertung kommt der CMI auf Jahresbasis im Verhältnis zur durchschnittlich pro Fall benötigten Schnitt-Naht-Zeit (Friederich, Weiß, Leonhardt, Auhuber, & Bialas, 2020). Die Darstellung der Entwicklung erfolgt als Index unter Verwendung der Werte des Basisjahres 2015 = 100.

Zur Erfassung der Prozessverzögerungen haben alle Mitarbeitenden berufsgruppen- und fachabteilungsübergreifend Zugriff auf eine gemeinsame Dokumentationsplattform innerhalb des Krankenhausinformationssystems. Mit Bezug zum jeweils aktuellen Patientenfall werden Art und Dauer der Verzögerung in vorgegebenen Kategorien dokumentiert. Die Ergebnisse der durchgeführten Erhebung werden hinsichtlich Anzahl und Dauer der Verzögerungen für die Jahre 2016 bis 2018 sowohl kumuliert als auch durch die prozentuale Veränderung zum Vorjahr beschrieben.

Ergänzt wird die Auswertung durch eine nach Berufsgruppen differenzierte Darstellung der Kennzahl Full Time Equivalent (FTE) im Erhebungszeitraum 2016 bis 2018, durch die Berechnung wichtiger Personalkennzahlen wie Mehrarbeitsquote, Krankenstand und Fluktuation sowie durch Angabe von Daten zur fachlichen Entwicklung von Mitarbeitenden.

3.3.2 Qualitative Messmethoden

Zur Untersuchung der individuellen Sichtweise der Stakeholder auf wichtige Veränderungsmaßnahmen der Prozessoptimierung und somit zu einer möglichen Beurteilung der Nachhaltigkeit der implementierten Schritte wurde ein Online-Fragebogen eingesetzt (Anhang B). Zum Einschluss der wichtigsten internen

Anspruchsgruppen richtete sich diese im Jahr 2019 durchgeführte Befragung berufsgruppenübergreifend an die OP-Verantwortlichen aller Fachabteilungen, an die leitenden Mitarbeitenden der neustrukturierten Schnittstellen sowie an die Mitglieder der Geschäftsführung. Die Bewertungen der Teilnehmer hinsichtlich der Wirksamkeit einzelner Prozesselemente auf einer Skala von 1 bis 10 wurden einerseits als Polaritätenprofil unter Angabe des Mittelwerts mit Standardabweichung (SD) ausgewertet, andererseits durch Ermittlung von Net Promotor Scores (NPS). Unterschieden wurden zudem die beiden Oberkategorien Strukturen sowie Transparenz und Kommunikation.

Des Weiteren wurde die „Organisationale Energie" des Unternehmensbereiches OP-Management unter Verwendung des standardisierten Fragebogens „Organizational Energy Questionnaire" (OEQ-12) analysiert (Bruch & Vogel, 2011). Die Auswertung und Visualisierung erfolgte als OE Index unter Bezugnahme auf Benchmarkwerte.

Ergebnisse

4

4.1 Entwicklung relevanter Leistungskennzahlen des OP-Bereichs 2016–2018

Im Dreijahreszeitraum 2016 bis 2018 wurden sowohl die Gesamtanzahl der Operationen um 8,6 Prozent als auch die Schnitt-Naht-Zeit insgesamt um 14,7 Prozent gesteigert.

Für die Kernbetriebszeit ergibt sich im Jahr 2018 für die Schnitt-Naht-Zeit ein Anstieg von 161.281 Minuten bzw. 13,1 Prozent gegenüber 2016. Dies bedeutet einen Zuwachs an wertschöpfender Produktivzeit im Ergebnis der Optimierungsmaßnahmen von 2688 OP-Stunden oder auf Grundlage einer Kernbetriebszeit von täglich 450 Minuten bei 251 Arbeitstagen die Schaffung zusätzlicher OP-Kapazität mit einem Volumen von rechnerischen 1,4 Sälen pro Tag (Waeschle et al., 2016b). Gleichzeitig wurde die tatsächlich in der Kernbetriebszeit zur Verfügung gestellte Kapazität um 8,4 Prozent reduziert. Im Ergebnis der Veränderung der genannten Kennzahlen stieg die OP-Auslastung im Erhebungszeitraum schrittweise von 39,3 Prozent auf 48,5 Prozent und lag im Jahr 2018 1,9 Prozent über der rechnerisch maximal möglichen Auslastung. In der Folge erhöhte sich der Auslastungsgrad von 0,80 im ersten Jahr auf 1,04 im dritten Jahr.

Die wichtigsten Leistungskennzahlen aus den Jahren 2016 bis 2018 werden in Tabelle 4.1 zusammengefasst.

© Der/die Herausgeber bzw. der/die Autor(en), exklusiv lizenziert durch
Springer Fachmedien Wiesbaden GmbH, ein Teil von Springer Nature 2020
M. Janda, *Innovatives Prozessmanagement als Erfolgsfaktor im OP-Bereich
eines Universitätsklinikums*, https://doi.org/10.1007/978-3-658-31388-3_4

Tab. 4.1 Entwicklung relevanter Leistungskennzahlen des OP-Bereichs 2016–2018

	Erläuterungen im Anhang	2018	2017	2016
Gesamtzahl der Operationen	[1]	28.827	27.891	26.544
Relative Veränderung (in %)	[2]	108,6	105,1	100,0
Prozessdauern gesamt				
Reine Anästhesiezeit gesamt (in min)	[3]	2.766.678	2.504.281	2.445.251
Perioperative Zeit gesamt (in min)	[4]	2.280.559	2.057.712	1.992.830
Schnitt-Naht-Zeit (SNZ) gesamt (in min)	[5]	1.742.200	1.571.002	1.519.475
Relative Veränderung SNZ gesamt (in %)	[2]	114,7	103,4	100,0
Auslastung innerhalb der Kernbetriebszeit				
Zur Verfügung gestellte Kapazität (in min)	[6]	2.873.570	2.972.385	3.137.725
Erbrachte Schnitt-Naht-Zeit (SNZ) (in min)	[7]	1.394.433	1.246.254	1.233.152
Relative Veränderung SNZ (in %)	[2]	113,1	101,1	100,0
OP-Auslastung mit Schnitt-Naht-Zeit (in %)	[8]	48,5	41,9	39,3
Maximal mögliche OP-Auslastung (in %)	[9]	46,6	49,0	49,3
Auslastungslücke (in %)	[10]	-1,9	+7,1	+10,0
Auslastungsgrad	[11]	1,04	0,86	0,80

[1] Anzahl der durchgeführten Operationen
[2] Basis 2016 = 100
[3] Zeitspanne von Beginn Anästhesie bis Ende Anästhesie
[4] Zeitspanne von Freigabe Anästhesie bis Ende nachbereitender operativer Maßnahmen
[5] Zeitspanne vom Beginn der Operation (Schnitt) bis zum Ende der Operation (Naht)
[6] Beschrieben wird die Zeitdauer der geplanten Saalbetriebszeit aller OP-Säle innerhalb der Kernbetriebszeit. Als Saalbetriebszeit gilt die Zeitdauer von 15 Minuten vor dem ersten geplanten OP-Beginn des Tages bis 15 Minuten nach dem geplanten Ende der letzten am Patienten durchgeführten, nachbereitenden operativen Maßnahme des letzten OP-Falls des Tages.
[7] Dargestellt wird die OP-Auslastung mit erbrachter Schnitt-Naht-Zeit (kumuliert).
[8] Dargestellt wird die OP-Auslastung mit erbrachter Schnitt-Naht-Zeit [7] in Bezug zu der zur Verfügung gestellten Kapazität [6] (in Prozent).
[9] Dargestellt wird die maximal mögliche OP-Auslastung mit erbrachter Schnitt-Naht-Zeit (SNZ). Dies erfolgt durch Division der durchschnittlichen SNZ durch die Summe der durchschnittlichen SNZ und der durchschnittlichen Naht-Schnitt-Zeit.
[10] Differenz zwischen der möglichen [9] und der tatsächlichen OP-Auslastung [8]
[11] Verhältnis zwischen der tatsächlichen [8] und der möglichen OP-Auslastung [9]

4.2 Prozessverzögerungen im OP-Bereich nach Ursachen 2016–2018

Tabelle 4.2 zeigt die Anzahl an Verzögerungen sowie die resultierende kumulierte Verzögerungsdauer für ausgewählte Ursachen, die zu einer Prozessverzögerung führen können. Dargestellt ist die numerische und prozentuale Veränderung in den Jahren 2016 bis 2018. Die Summe aller aufgeführten Verzögerungen gemessen in Minuten lag im Jahr 2018 bei 20.924 Minuten und damit 29,4 Prozent niedriger als 2016. Die Summe der dokumentierten Verzögerungen entspricht 2018 0,7 Prozent der zur Verfügung gestellten OP-Kapazität mit der Folge von rechnerischen Leerkosten in Höhe von 273.267 €.

4.3 Erlösrelevanz der Prozessoptimierung 2016–2018

Auf Grundlage einer als maximal möglich berechneten OP-Auslastung von 49,3 Prozent (Tabelle 4.1) wurde im Jahr 2016 ein Anteil von 313.746 Minuten der insgesamt zur Verfügung gestellten OP-Kapazität von 3.137.725 Minuten nicht mit Produktivzeit (SNZ) genutzt. Dies entspricht auf Jahresebene 5229 OP-Stunden oder auf Grundlage einer Kernbetriebszeit von täglich 450 Minuten bei 253 Arbeitstagen rechnerisch einem Leerstand von 2,75 OP-Sälen pro Tag. Bei Gesamtkosten von 13,26 € pro Schnitt-Naht-Minute (SNM) entspricht dies Leerkosten von 4.160.272 € für 2016.

Im Jahre 2017 sanken die Leerkosten verglichen mit dem Vorjahr um 1.383.332 € auf 2.776.940 €. Hauptgrund hierfür war neben marginal niedrigeren Gesamtkosten für die Schnitt-Naht-Minute in Höhe von 13,21 € vor allem eine geringeren Auslastunglücke von 210.215 Minuten (entsprechend 3504 OP-Stunden/Jahr respektive 1,85 OP-Sälen/Tag).

2018 wurde die bis dahin in der Kernbetriebszeit bestehende Auslastungslücke geschlossen und die bei maximaler Auslastung rechnerisch erwartete Produktivzeit um 55.349 Minuten übertroffen. Die zu Beginn des Erhebungszeitraums ausgewiesenen Leerkosten in Höhe von 4.160.272 € konnten somit im dritten Jahr vollumfänglich in Nutzkosten überführt werden. Für diese Entwicklung war vorwiegend ein starker Anstieg der genutzten OP-Kapazität auf 48,5 Prozent (Tabelle 4.1) ursächlich. Gleichzeitig zeigte sich die maximal mögliche OP-Auslastung in Höhe von 46,6 Prozent leicht rückläufig (Tabelle 4.1), was durch eine überproportionale Zunahme von kürzeren OP-Eingriffen erklärbar ist. Die Gesamtkosten der Schnitt-Naht-Minute verbilligten sich auch im dritten Jahr in Folge auf 13,06 €.

Für die CMI-gewichtete Leistungsentwicklung zeigt sich im Vergleich zum Basisjahr 2015 in den ersten beiden Jahren ein Wachstum von 0,8 Prozent respektive 2,9 Prozent, in 2018 hingegen ein Rückgang um 2,6 Prozent.

Tab. 4.2 Prozessverzögerungen im OP-Bereich nach Ursachen 2016–2018

	Verspätungen (Anzahl)			Verspätung in min		
	2018	2017	2016	2018	2017	2016
Warten auf OP-Personal	**394**	**528**	**472**	**11.581**	**16.194**	**14.752**
Warten auf Operateur	320	423	408	9.758	12.587	12.205
Warten auf 1. Assistenten	8	11	13	153	250	310
Warten auf Operateur einer weiteren OE	3	2	5	60	77	250
Warten auf FD OP-Pflege	25	28	25	830	1.348	1.047
Warten auf Ärztlichen Dienst Anästhesie	1	5	4	30	420	320
Warten auf FD Anästhesie	17	42	16	375	1.197	610
Warten auf Personal zur Saalreinigung	20	17	1	375	315	10
Warten auf Patienten	**177**	**189**	**214**	**6.519**	**7.096**	**8.291**
Warten auf Patiententransport	74	83	73	3.380	4.048	3.330
Verspätetes Schleusen durch Station/ZPV	103	95	131	3.139	2.588	4.529
Patient zu spät bzw. nicht bestellt	-	4	8	-	120	360
Patient zu spät in der ZPV	-	7	2	-	340	72
Fehlende Patientenunterlagen	**37**	**48**	**61**	**1.454**	**2.471**	**2.798**
Fehlen von Patientenakte/Dokumenten	18	17	17	620	628	561
Patientenevaluation nicht abgeschlossen	16	20	23	709	1.168	1.220
Fehlende Aufklärung Anästhesie	-	1	5	-	10	130
Keine Freigabe durch OP-Management	3	10	16	125	665	887
Medizinische Gründe	**34**	**40**	**79**	**1.060**	**1.545**	**3.137**
Prolongierte Anästhesieeinleitung	30	30	47	920	915	1.495
Warten auf Schockraum	4	10	32	140	630	1.642
Fehlendes Intensivbett	5	10	5	285	675	130
Technisch-organisatorische Gründe	**11**	**25**	**20**	**310**	**840**	**655**
Falscher OP-Tisch	2	3	1	25	35	20
Gerätedefekt	-	3	6	-	60	145
Notwendiges Instrumentarium fehlt	9	19	13	285	745	490
Summe	**653**	**830**	**846**	**20.924**	**28.146**	**29.633**
Veränderung zum Vorjahr (in Prozent)	**-21,3**	**-1,9**		**-25,7**	**-5,0**	

Tabelle 4.3 zeigt eine Zusammenfassung der wichtigsten Kennzahlen zur Erlösrelevanz der Prozessoptimierung für die Jahre 2016 bis 2018.

Tab. 4.3 Erlösrelevanz der Prozessoptimierung

	Erläute-rungen	2018	2017	2016
Kennzahlen der OP-Betriebskosten				
Personalkosten je SNM (in €)	[1]	7,70	7,85	7,90
Gesamtkosten je SNM (in €)	[2]	13,06	13,21	13,26
Kennzahlen der OP-Auslastung				
Zur Verfügung gestellte Kapazität (in min)	[3]	2.873.570	2.972.385	3.137.725
Erwartete SNZ bei max. Auslastung (in min)	[4]	1.339.084	1.456.469	1.546.898
Erbrachte SNZ (in min)	[5]	1.394.433	1.246.254	1.233.152
Auslastungs-Delta (in min)	[6]	55.349	-210.215	-313.746
Leerkosten (LK) in Abhängigkeit von der OP-Auslastung	[7]			
LK in Personalkosten (in €)		-	-1.649.411	-2.479.858
LK in Gesamtkosten (in €)		-	-2.776.940	-4.160.272
Leistungsentwicklung, CMI-basiert (in %)	[8]	97,4	102,9	100,8

[1] Dargestellt sind die durchschnittlichen Personalkosten je Schnitt-Naht-Minute (SNM) berechnet nach Iber (2015). Den Angaben liegt die Jahresbasis 2015 unter Berücksichtigung jährlicher Anpassungen entsprechend der Information des Statistischen Bundesamtes (2017, 2018a, 2018b) zu Grunde.

[2] Dargestellt sind die durchschnittlichen Gesamtkosten je Schnitt-Naht-Minute (SNM) als Summe aus Personal- und Sachkosten berechnet nach Iber (2015). Den Angaben zu den Sachkosten liegt die Jahresbasis 2018 zu Grunde (ohne Implantate).

[3] Beschrieben wird die Zeitdauer der geplanten Saalbetriebszeit aller OP-Säle innerhalb der Kernbetriebszeit. Als Saalbetriebszeit gilt die Zeitdauer von 15 Minuten vor dem ersten geplanten OP-Beginn des Tages bis 15 Minuten nach dem geplanten Ende der letzten am Patienten durchgeführten, nachbereitenden operativen Maßnahme des letzten OP-Falls des Tages.

[4] Dargestellt wird die erwartete Schnitt-Naht-Zeit (SNZ) in Minuten (kumuliert), die aus einer maximal möglichen Auslastung des OP resultieren würde.

[5] Dargestellt wird die reale OP-Auslastung mit erbrachter Schnitt-Naht-Zeit (kumuliert).

[6] Differenz zwischen erbrachter Schnitt-Naht-Zeit und der bei maximaler Auslastung zu erwartenden Schnitt-Naht-Zeit in Minuten

[7] Begriff für den Teil der fixen Kosten, der auf rechnerisch nichtgenutzte Kapazität entfällt.

[8] Leistungsentwicklung auf Basis des Case Mix Index (Abk. CMI, Fallschwere-Index im DRG-System) anhand des Quotienten aus CMI und SNZ (kumuliert)/Anzahl der Fälle (Friederich, Weiß, Leonhardt, Auhuber, & Bialas, 2020); Basis 2015 = 100

4.4   Wichtige Personalkennzahlen des OP-Bereichs 2016–2018

Mit den Leistungssteigerungen ging ein Personalaufbau in den Funktionsdiensten (FD) einher: Die Anzahl der FTE stieg im Funktionsdienst Anästhesie von 49,89 im Jahr 2016 auf 53,99 im Jahr 2018 (+8,2 Prozent), im Funktionsdienst der OP-Pflege von 72,31 im Jahr 2016 auf 79,83 im Jahr 2018 (+10,4 Prozent).

Die Mehrarbeitsquote lag bezogen auf die Regelarbeitsstunden konstant deutlich unter einem Prozent. In den Funktionsdiensten weist diese in einigen Zeiträumen sogar eine numerisch gesehen negative Entwicklung auf, was mit der Gewährung von Freizeitausgleich für die Mitarbeitenden zur Reduktion angefallener Überstunden gleichzusetzen ist.

Der Krankenstand liegt im ärztlichen Dienst der Anästhesie im Dreijahreszeitraum 2016–2018 mit einem Durchschnittswert von 3,2 Prozent deutlich niedriger als im FD der OP-Pflege mit 10,3 Prozent und im FD der Anästhesie mit 11,2 Prozent.

Bei der Fluktuation zeigen sich vor allem im ärztlichen Dienst der Anästhesie in den Jahren 2017 und 2018 mit 11,1 Prozent und 13,8 Prozent erhöhte Werte im Vergleich zum Ausgangsjahr 2016.

Die Aus- und Weiterbildung von Mitarbeitenden der UMR wurde zwischen 2016 und 2017 kontinuierlich ausgeweitet. Im Ergebnis nahmen im Jahr 2018 je nach Studiengang zwischen 11 und 43 Prozent mehr Mitarbeitende eine entsprechende Fachqualifikation auf als noch 2016.

Tabelle 4.4 fasst die wichtigsten Personalkennzahlen, unterschieden nach den drei wesentlich am OP-Prozess beteiligten Berufsgruppen, für den untersuchten Dreijahreszeitraum zusammen.

Tab. 4.4   Wichtige Personalkennzahlen des OP-Bereichs 2016–2018

	Erläuterungen	2018	2017	2016
Gesamtzahl Mitarbeitende				
Ärztlicher Dienst Klinische Anästhesie (FTE)		47,96	46,68	48,74
Funktionsdienst Klinische Anästhesie (FTE)		53,99	47,55	49,89
Funktionsdienst OP-Pflege (FTE)		79,83	76,55	72,31
Mehrarbeitsquote	[1]			
Ärztlicher Dienst Klinische Anästhesie (in %)		0,27	0,53	0,20
Funktionsdienst Klinische Anästhesie (in %)		–0,01	0,04	–0,05
Funktionsdienst OP-Pflege (in %)		0,11	–0,04	k. A.
Krankenstand	[2]			
Ärztlicher Dienst Klinische Anästhesie (in %)		3,26	3,02	3,22
Funktionsdienst Klinische Anästhesie (in %)		10,62	12,85	10,09
Funktionsdienst OP-Pflege (in %)		9,55	11,46	9,83
Fluktuation	[3]			
Ärztlicher Dienst Klinische Anästhesie (in %)		13,8	11,1	4,3
Funktionsdienst Klinische Anästhesie (in %)		4,3	6,3	1,6
Funktionsdienst OP-Pflege (in %)		5,7	3,5	5,8
Aus- und Weiterbildung	[4]			
Anästhesietechnische Assistenz (ATA)		10	11	9
Operationstechnische Assistenz (OTA)		11	13	9
Fachweiterbildung Anästhesie-/Intensivpflege	[5]	10	-	7

[1] Mehrarbeitsquote: Anzahl Mehrarbeitsstunden/Anzahl Regelarbeitsstunden; k. A. = keine Angabe
[2] Krankenstand: Ausfallzeiten (durch Krankheit, Kur, Arbeitsunfall) bezogen auf die Anzahl der Soll-Arbeitstage
[3] Fluktuation: Anzahl der Mitarbeiterabgänge/Gesamtzahl der Mitarbeitenden
[4] Aus- und Weiterbildung an der Bildungsakademie der Universitätsmedizin Rostock; Anzahl der aus- und weiterzubildenden Mitarbeitenden der UMR
[5] Weiterbildungsbeginn im Zweijahresrhythmus

4.5   Ergebnisse der Befragung von Stakeholdern

Von 27 befragten Stakeholdern aus den Bereichen ärztlicher Dienst, Anästhesie- und OP-Pflege sowie Geschäftsleitung beantworteten 17 den zugesandten Fragebogen, was einer Rücklaufquote von 63,0 Prozent entspricht.

Im Ergebnis der durchgeführten Befragung ergab sich ein detailliertes Stimmungsbild bei der Bewertung einzelner Maßnahmen der Prozessoptimierung, welches in seiner Gesamtheit positiv ausfällt. In zehn der zwölf Kategorien zeigt sich eine Zustimmung zur Wirksamkeit der eingeleiteten Schritte. Besonders viele Unterstützer mit einem Net Promoter Score von 50 Prozent und mehr finden in aufsteigender Reihenfolge das Konzept des stabilen Saales, das Zentrale Aufnahme- und Bettenmanagement, die Änderungen bei der Nachbetreuung isolationspflichtiger Patienten im Aufwachraum sowie die erweiterte Erreichbarkeit des OP-Managements wirksam.

Kritisch hingegen wird mit einem Net Promotor Score von $-7,1$ Prozent und somit von der größten Gruppe der Befragten vor allem die Installation einer OP-Fortschrittsanzeige gesehen. Eine Nachbefragung der Kritiker zu Gründen ihrer Einschätzung ergab, dass das Gefühl einer ‚Leistungskontrolle' gegenüber dem beabsichtigten Ziel, durch Visualisierung des OP-Fortschritts die Transparenz zu erhöhen, überwog.

Beachtenswert ist zudem, dass in den Kategorien mit den schwächsten Net Promoter Scores (neben der OP-Fortschrittsanzeige gilt dies für die Bewertung der Zentralen Anästhesievorbereitung) der Anteil von Neutralen bzw. passiv Zufriedenen besonders klein ausfällt. Einer großen Gruppe an Kritikern steht eine ähnlich große Gruppe an Unterstützern gegenüber, was eine besonders kontroverse Sichtweise auf die Wirksamkeit dieser Maßnahmen signalisiert.

Die folgenden Abbildungen 4.1 und 4.2 fassen die Ergebnisse grafisch zusammen.

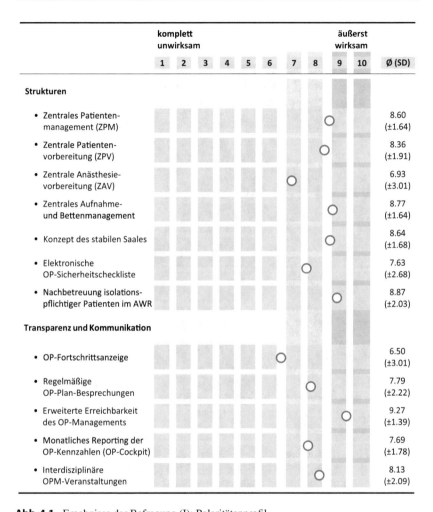

	komplett unwirksam								äußerst wirksam		
	1	2	3	4	5	6	7	8	9	10	Ø (SD)
Strukturen											
• Zentrales Patienten-management (ZPM)								○			8.60 (±1.64)
• Zentrale Patienten-vorbereitung (ZPV)								○			8.36 (±1.91)
• Zentrale Anästhesie-vorbereitung (ZAV)							○				6.93 (±3.01)
• Zentrales Aufnahme- und Bettenmanagement								○			8.77 (±1.64)
• Konzept des stabilen Saales								○			8.64 (±1.68)
• Elektronische OP-Sicherheitscheckliste							○				7.63 (±2.68)
• Nachbetreuung isolations-pflichtiger Patienten im AWR								○			8.87 (±2.03)
Transparenz und Kommunikation											
• OP-Fortschrittsanzeige						○					6.50 (±3.01)
• Regelmäßige OP-Plan-Besprechungen							○				7.79 (±2.22)
• Erweiterte Erreichbarkeit des OP-Managements									○		9.27 (±1.39)
• Monatliches Reporting der OP-Kennzahlen (OP-Cockpit)							○				7.69 (±1.78)
• Interdisziplinäre OPM-Veranstaltungen								○			8.13 (±2.09)

Abb. 4.1 Ergebnisse der Befragung (I): Polaritätenprofil

4.6 Ergebnisse der Messung zur Organisationalen Energie

Die Werte von Produktiver Energie und Angenehmer Energie liegen im Unternehmensbereich des OP-Managements mit Werten von 89 und 86 auf einem ähnlich hohen Niveau sowie leicht über den als Benchmark angegebenen Werten (82 und

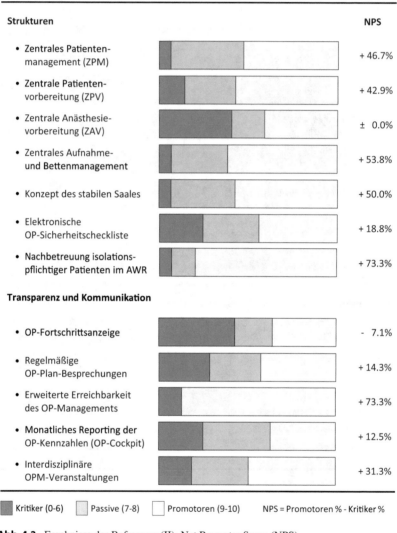

Strukturen   **NPS**

- Zentrales Patienten-management (ZPM)   + 46.7%
- Zentrale Patienten-vorbereitung (ZPV)   + 42.9%
- Zentrale Anästhesie-vorbereitung (ZAV)   ± 0.0%
- Zentrales Aufnahme- und Bettenmanagement   + 53.8%
- Konzept des stabilen Saales   + 50.0%
- Elektronische OP-Sicherheitscheckliste   + 18.8%
- Nachbetreuung isolations-pflichtiger Patienten im AWR   + 73.3%

Transparenz und Kommunikation

- OP-Fortschrittsanzeige   - 7.1%
- Regelmäßige OP-Plan-Besprechungen   + 14.3%
- Erweiterte Erreichbarkeit des OP-Managements   + 73.3%
- Monatliches Reporting der OP-Kennzahlen (OP-Cockpit)   + 12.5%
- Interdisziplinäre OPM-Veranstaltungen   + 31.3%

Kritiker (0-6)   Passive (7-8)   Promotoren (9-10)   NPS = Promotoren % - Kritiker %

Abb. 4.2 Ergebnisse der Befragung (II): Net Promoter Score (NPS)

81). Die Messung der Korrosiven Energie und der Resignativen Trägheit ergeben mit einem Ergebnis von 8 und 6 vergleichbar niedrige Werte im Bezug zum Benchmark (15 resp. 11) (Abbildung 4.3).

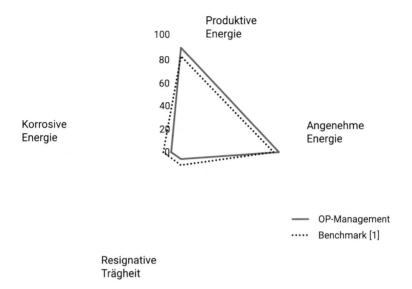

Abb. 4.3 OE Index für den Unternehmensbereich OP-Management. [1] Durch das Institut für Führung und Personalmanagement der Universität St. Gallen, Schweiz – Hoch-schule für Wirtschafts-, Rechts- und Sozialwissenschaften sowie Internationale Beziehungen (HSG) – wurden im Rahmen von Studien bisher mehr als 630.000 Teilnehmer aus mehr als 1.200 Unternehmen in 55 Ländern befragt. Als Benchmark wurden die TOP 10 Prozent der Unternehmen zusammengefasst. (Mit freundlicher Genehmigung von © Heike Bruch [2019]. All Rights Reserved)

Diskussion

5

Die vorliegenden Ergebnisse zeigen differenziert am Beispiel eines universitären Maximalversorgers, welchen positiven Beitrag ein zentrales OP-Management durch Neustrukturierung und effiziente Steuerung von Prozessen im OP-Bereich zum Unternehmenserfolg eines Klinikums leisten kann.

Die Optimierung der Kosten-/Erlös-Situation im operativen Bereich eines Krankenhauses kann durch zwei Vorgehensweisen erreicht werden: zum einen durch die maximale Ausnutzung der zur Verfügung gestellten Ressourcen, zum anderen durch die Minimierung des Ressourcenaufwandes bei gegebener Nutzung (Grote et al., 2009, S. 539). An der Universitätsmedizin Rostock wurden beide Ansätze parallel verfolgt. Im Ergebnis konnte die Auslastung mit reiner operativer Zeit (Schnitt-Naht-Zeit) innerhalb der Kernbetriebszeit über einen Zeitraum von drei Jahren um 9,2 Prozent auf 48,5 Prozent gesteigert werden. Im deutschlandweiten Benchmarking vergleichbarer Universitätsklinika ordnet sich dieser Wert über dem Durchschnitt von 46,9 Prozent bei einem Benchmark-Bestwert von 56,1 Prozent ein (Mit freundlicher Genehmigung von © digmed GmbH [2019]. All Rights Reserved). Durch das konsekutive Schließen der Lücke zwischen maximal möglicher und tatsächlich erreichter OP-Auslastung wurden die Leerkosten, das heißt der Fixkostenanteil für nicht genutzte Kapazität, vollumfänglich in Nutzkosten umgewandelt. Vor dem Hintergrund, dass Leerkosten einerseits keine Erlöse generieren, andererseits jedoch durch Erlöse gedeckt werden müssen, ergibt sich ein wichtiger Beitrag zum Unternehmensergebnis (Zapp, Oswald, Neumann, & Wacker, 2015).

Einen weiterer Hinweis auf eine Effizienzsteigerung wird ersichtlich, wenn man die Entwicklung der Kosten pro OP-Minute im Beobachtungszeitraum betrachtet. Bei kontinuierlicher Ausweitung sowohl der Fallzahlen um 8,6 Prozent als auch der kumulierten Schnitt-Naht-Zeit um 14,7 Prozent über einen Zeitraum von drei Jahren sanken die Kosten pro OP-Minute um 2,5 Prozent trotz gleichzeitiger Erhöhung

© Der/die Herausgeber bzw. der/die Autor(en), exklusiv lizenziert durch Springer Fachmedien Wiesbaden GmbH, ein Teil von Springer Nature 2020 M. Janda, *Innovatives Prozessmanagement als Erfolgsfaktor im OP-Bereich eines Universitätsklinikums*, https://doi.org/10.1007/978-3-658-31388-3_5

der Personalressourcen. Mit Gesamtkosten für die Schnitt-Naht-Minute in Höhe von 13,06 € sowie Personalkosten in Höhe von 7,70 €/min im Jahr 2018 liegt die Universitätsmedizin Rostock zudem am unteren Ende der veröffentlichten Betriebskosten an Universitätsklinika in Deutschland (Waeschle et al., 2016a, 2016b; Mit freundlicher Genehmigung von © digmed GmbH [2019]. All Rights Reserved).

Nicht unbeachtet sollte zudem die schrittweise Reduktion von Verzögerungen durch beispielsweise das Warten auf Kollegen oder infolge fehlender Patientenunterlagen bleiben. Es kann angenommen werden, dass ein durch verstärkte Transparenz entstehender psychologischer Effekt indirekt einen wesentlichen Anteil zur erfolgreichen Realisierung der Umgestaltungsmaßnahmen und evolutionären Optimierung des Prozesses an sich leistet, wobei die daraus erwachsende intrinsische Motivation gleichzeitig und wechselseitig zu einer höheren Mitarbeiterzufriedenheit führt.

Differenziert zu betrachten ist dennoch eine Überauslastung wie im dritten Jahr des Erhebungszeitraums. Diese, wenn auch abstrakte, Überauslastung erklärt sich vor allem durch die flexible Nutzung von regulär zur Verfügung gestellter Saalkapazität über Fachabteilungsgrenzen hinweg und nicht durch entstandene Mehrarbeitsstunden der Mitarbeitenden. Konkret handelt es sich um die Nutzung eines OP-Saales durch eine fremde Fachabteilung für den Fall, dass die bevorrechtigte Fachabteilung zum Beispiel durch Kongressabwesenheit oder durch temporären Mangel an Patienten die eigene Saalkapazität nicht nutzen kann. Wird in diesem Kontext der OP-Saal einer Fachabteilung mit mehrheitlich kurz dauernden Eingriffen nun beispielsweise durch eine Fachabteilung mit ein bis zwei mehrstündigen komplexen Operationen genutzt, übersteigt die hieraus resultierende tatsächliche Auslastung mit Schnitt-Naht-Zeit die zuvor als maximal möglich prognostizierte Auslastung in diesem Saal. Dies resultiert aus einem höheren Anteil an Produktivzeit bei gleichzeitig wesentlich weniger unproduktiver (Wechsel-)Zeit zwischen den Eingriffen. Diese flexible Nutzung von freien OP-Kapazitäten ist unter dem Begriff des sogenannten ‚Saal-Hoppings‘ bekannt und entspricht den von Tschudi et al. (2017) aufgestellten Prinzipien einer effizienten Nutzung von OP-Kapazitäten. Ein transparentes und mit Regeln unterlegtes ‚Saal-Hopping‘ kann ein erfolgreiches Konzept zum Aufbrechen von Silodenken im operativen Bereich der Medizin sein, in dem traditionell der ‚eigene‘ OP-Saal als psychologisches Eigentum der Fachabteilung galt.

Dessen ungeachtet birgt eine weitere Erhöhung der Arbeitsverdichtung die Gefahr einer steigenden Unzufriedenheit des Klinikpersonal mit der möglichen Folge von Fehlzeiten und Personalabwanderung, aber auch der Zunahme negativer Auswirkungen auf die Qualität der Patientenversorgung. Dies sollte in den Folgejahren beachtet werden, um die mittel- bis langfristige Leistungsentwicklung des

Klinikums nicht durch eine kurzzeitige Wirtschaftlichkeitssteigerung zu gefährden (Sudmann, 2015).

Neben der Prozesseffizienz ist die ökonomische „Fallschwere" der durchgeführten Operationen und Prozeduren ein entscheidender Aspekt für den Wirtschaftlichkeitsfaktor eines OP. Zur Darstellung dieses Zusammenhangs wurden unterschiedliche Indikatoren entwickelt (Grote et al., 2009; Waeschle et al., 2016a, 2016b). Mit dem Quotienten aus Case Mix Index (CMI) und der über alle Fälle berechneten durchschnittlichen Schnitt-Naht-Zeit wird ein direkter Bezug zwischen erlösrelevanter „Fallschwere" und Ressourceneinsatz hergestellt (Friederich, Weiß, Leonhardt, Auhuber, & Bialas, 2020). Für die vorliegenden Ergebnisse ergibt eine CMI-basierte Leistungsberechnung demnach in den ersten beiden Jahren eine positive Bilanz, jedoch im dritten Jahr eine negative Entwicklung. Dies bedeutet, dass im Jahr 2018 die deutliche Effizienz- und Qualitätssteigerung der Prozesse aufgrund einer insgesamt niedrigeren Fallschwere auf der Erlösseite nur teilweise sichtbar wird. Als Konsequenz erscheint zum einen eine Stärkung der Informationsschnittstelle zum Medizincontrolling sinnvoll, um zukünftig operative und strategische Maßnahmen ableiten zu können, welche eine kontinuierlich positive CMI-basierte Leistungsentwicklung unter Berücksichtigung medizinischer Sinnhaftigkeit unterstützen können. Zum anderen ist es bei einer weiteren Leistungsausweitung sinnvoll, zukünftig kleinere Eingriffe mit einer Schnitt-Naht-Zeit von weniger als einer Stunde in einen kleineren, vorhandenen Ambulanz-OP auszulagern. Dies würde die aktuell verfügbare, begrenzte OP-Saal-Kapazität für die bevorzugte Durchführung komplexer Eingriffe mit entsprechender Fallschwere im mit modernster Technik ausgestattetem Zentral-OP sichern.

Zur Bewertung des Managementprozesses müssen neben den vorgenannten objektivierbaren, harten Fakten (hard facts) auch eher subjektiv geprägte, weiche Fakten (soft facts) herangezogen werden. Hard facts sind mess- und steuerbare, betriebswirtschaftliche Kennzahlen und somit direkt entscheidungsrelevant. Soft facts hingegen beschreiben die subjektive Wahrnehmung und Reaktion der Mitarbeitenden im Rahmen des Restrukturierungsprozesses und besitzen dadurch ebenfalls eine erfolgskritische Relevanz für die Nachhaltigkeit der eingeleiteten Maßnahmen (Lies, 2018).

Die Personalstärke im ärztlichen Dienst der Anästhesie blieb trotz freier, besetzbarer Stellen im Erhebungszeitraum faktisch unverändert, was den seit Jahren zunehmenden Ärztemangel in Deutschland widerspiegelt (Hecke et al., 2017; Schmidt et al., 2011). Trotz prinzipiell gleich angespannter Situation des Fachkräftemangels in den Funktionsdiensten (Deutsches Institut für angewandte Pflegeforschung e. V., 2018) gelang in dieser Berufsgruppe im dargestellten Dreijahreszeitraum ein deutlicher Personalaufbau parallel zur erzielten Leistungssteigerung. Der Hauptgrund

für diese Entwicklung liegt in der Stärkung der unternehmenseigenen Bildungsakademie für die Anästhesie- und OP-Pflege, die einen erheblichen Beitrag zur Aus-,
Weiter- und Fortbildung von Mitarbeitenden sowohl aus dem eigenen Unternehmen,
aber auch aus Krankenhäusern der Region leistet.

Vor dem Hintergrund des verstärkten Mangels an qualifizierten Mitarbeitenden,
insbesondere im operativen Bereich von Krankenhäusern (Schmidt et al., 2011),
sowie einer gleichzeitig zunehmenden Leistungsverdichtung (van den Bussche,
Scherer, Zöllner, & Kubitz, 2019) rückt die Bleibewahrscheinlichkeit von Mitarbeitenden in den Fokus. Die Fluktuationsrate eines Unternehmensbereiches kann über
verschiedene Aspekte der Mitarbeiterzufriedenheit Aufschluss geben, vor allem,
wenn es sich neben der natürlichen Fluktuation zunehmend um das Verlassen des
Unternehmens infolge einer durch den Mitarbeitenden initiierten Kündigung handelt. Als Gründe werden in allgemeinen Befragungen neben der eigenen beruflichen
Entwicklungsperspektive des Mitarbeitenden hauptsächlich die Unzufriedenheit mit
der Führungsqualität des Managements sowie der vorhandenen Unternehmenskul-
tur genannt (Eckert, 2018). Auffallend erscheint eine relativ hohe Fluktuation im
ärztlichen Bereich Anästhesie in den Jahren 2017 und 2018 im Vergleich zu 2016.
Laut Hinkelmann, Hasebrook, Goeters, Volkert und Hahnenkamp (2019) liegt diese
in universitären Kliniken für Anästhesiologie in Deutschland bei durchschnittlich
8,4 Prozent. Auch wenn die erhobenen Werte primär mit dem Wechsel des Chefarz-
tes an der Klinik für Anästhesiologie und Intensivtherapie der UMR im Jahr 2017
erklärbar sind, sollte mithin ein besonderes Augenmerk auf die Mitarbeiterbindung
in dieser Berufsgruppe gelegt werden. In den Funktionsdiensten liegen die Werte zur
Fluktuation 2016 bis 2018 im operativen Bereich der UMR unter den bundesweit
laut Deutschem Krankenhausinstitut e. V. (2018) für Fachpflegekräfte mit Spezialisierung angegebenen Werten (Beobachtungszeitraum 2017, Krankenhäuser ab 600
Betten, Median 8 % [6,2–10,0 %]). Ein Grund für diese Entwicklung, insbesondere
in der vergleichenden Betrachtung zum ärztlichen Dienst, kann unter anderem im
gelungenen Personalaufbau in den Funktionsdiensten der OP-und Anästhesie-Pflege
gesehen werden.

Betrachtet man die Fehlzeiten durch Krankheit, Kur oder
Arbeitsunfall über den gesamten Dreijahreszeitraum, ist in keiner der Berufsgruppen ein signifikanter Trend eines Anstiegs nachweisbar. Im ärztlichen Dienst
ordnet sich der Krankenstand mit zirka 3 Prozent annähernd auf bundesweitem
Niveau (Ärzte/Ärztinnen = 2,1 %) ein (Meyer, Maisuradze, & Schenkel, 2019,
S. 581). Demgegenüber liegt der Krankenstand in den Berufsgruppen der OP- und
Anästhesie-Pflege mit Werten von im Durchschnitt mehr als 10 Prozent seit Jahren
deutlich über dem Bundesdurchschnitt, der für die Fachkrankenpflege mit 6,3 Prozent angegeben wird (Meyer et al., 2019, S. 581). Aufgrund der bereits länger

bestehenden Problematik sowie der Höhe der Abweichung vom Vergleichswert wurde den Funktionsdienstleitungen zu einer aktiven Begleitung der Problematik geraten, steht diese doch überraschenderweise im Widerspruch zu den oben genannten anderen Personalkennzahlen dieser Berufsgruppe. Zu den empfohlenen Maßnahmen zählen Motivations- und Unterstützungsgespräche nach Rückkehr des Mitarbeitenden aus der Erkrankung, das persönliche Angebot von gesundheitspräventiven, unternehmensinitiierten Maßnahmen sowie gegebenenfalls die aktive Hilfe bei einer Wiedereingliederung. Ziel soll es sein, dem Mitarbeitenden das Interesse an seiner Person und seiner Arbeitssituation widerzuspiegeln sowie, falls vorhanden, betrieblich bedingte Ursachen für Fehlzeiten gemeinsam zu beheben. Auch impliziert die erhöhte Aufmerksamkeit des Leitungspersonals für die Mitarbeitenden eine gewachsene Beteiligungsverantwortlichkeit seitens der Funktionsdienste, welche zu erhöhter Motivation und Bereitschaft beitragen kann.

In der vorliegenden Arbeit konnte gezeigt werden, dass die Anwendung eines ganzheitlichen Managementsystems wie der Balanced Scorecard auch für die (Neu-)Entwicklung und Steuerung von Prozessen in einer Operations-Abteilung geeignet ist. Durch eine mehrdimensionale Steuerung anhand klarer Ziele, Kennzahlen, Zielgrößen und Maßnahmen (Tabelle 2.1) in Verbindung mit der Schaffung von Klarheit und Transparenz über Schnittstellen und Abteilungen hinweg ergeben sich eindeutige Vorteile beim Vernetzen und Dynamisieren von Prozessen. Es bleibt anzumerken, dass in Bezug auf die vorliegende Arbeit nächste Schritte zur Ergebnisbetrachtung der Patienten- und Zuweiserperspektive notwendig sind. Diese müssen zukünftig etwa anhand von Stichtagsbefragungen zur Patientenzufriedenheit sowie durch eine Erhebung der Zuweiserfrequenz, möglichst differenziert nach Wieder- und Neueinweiser, realisiert werden, um auch in diesem Bereich eine mess- und steuerbare Rückmeldung in das Gesamtvorgehen integrieren zu können. Eine laufende Erweiterung, Erneuerung und Aufwertung der quantitativen und qualitativen Empirie ist wesentlich für eine fortlaufende und zukunftssichernde Prozessentwicklung.

Ein weiterer entscheidender Faktor bei dem Vorhaben, Prozesse erfolgswirksam zu gestalten, ist die Herangehensweise. Die in dieser Arbeit vorgestellte Prozessentwicklung und -steuerung eines universitären operativen Bereichs beruht auf einem Zusammenspiel evolutionärer und revolutionärer Optimierungen mit einem ausgesprochen starken Anteil evolutionärer, bottom-up getriebener Verbesserungen. Eine Einbeziehung der betroffenen Mitarbeitenden bei der inkrementellen Verbesserung von Prozessen unterstützt das Ausschöpfen von Entwicklungspotentialen unter mehreren Gesichtspunkten. Zum einen sind es die operativ am Prozess Beteiligten, die aus ihrer täglichen Arbeitserfahrung als Experten wichtige Schwachstellen und

die daraus abzuleitenden Verbesserungsmöglichkeiten kennen und erfolgsentschei-
dende Impulse geben können. Zum anderen sind die Mitarbeitenden gleichzeitig
jene, die durch eine Prozessveränderung betroffen sind und daher als maßgebliche
Stakeholder gewonnen werden müssen, um neue Abläufe im Arbeitsalltag ohne
Ängste auf Seiten der beteiligten Ärzte, Schwestern und Pfleger implementieren
zu können. Auf diesem Wege wird somit ein rasch wirksamer, aber auch nachhal-
tiger Veränderungsprozess eher realisiert werden können als bei reinen Vorgaben
von oben, da die Mitarbeitenden sich eingebunden fühlen und ihre Motivation und
Eigenverantwortung in der Sache steigen. Aus diesen Gründen wurden die durchgeführten Maßnahmen durch verschiedene Plattformen der Mitarbeitereinbindung
wie zum Beispiel ein Open Space-Format, gemeinsame „Renner-Penner"-Analysen
oder die Etablierung unterschiedlichster Kommunikationsforen begleitet.

Als Ausdruck, dass die zwischen 2016 und 2018 durchgeführten Maßnahmen größtenteils positiv aufgenommen worden sind, können die Ergebnisse der
in den Abbildungen 4.1 und 4.2 dargestellten Umfrage gewertet werden, in der zu
einer detaillierten Bewertung in Hinblick auf die Wirksamkeit der neuen Strukturen und Prozesse aufgefordert wurde. Aus den Ergebnissen kann zudem eine
hohe Wahrscheinlichkeit für die Nachhaltigkeit der umgesetzten Erneuerungen und
Verbesserungen geschlussfolgert werden. Die Befragung deutet jedoch auch unver-
kennbar auf einen Bedarf hin, wie das Beispiel der Zentralen Anästhesievorbereitung
(ZAV) zeigt, Prozesse immerwährend neu zu kommunizieren beziehungsweise
gegebenenfalls nochmals gemeinsam zu überdenken und nachzujustieren. Eine peri-
odische Reflexionspraxis gehört somit unumgänglich zum strategischen Repertoire
eines OP-Managements, um sowohl evolutionären als auch revolutionären Wandel
nachhaltig begleiten zu können.

Das Zentrale Aufnahme- und Bettenmanagement, das Zentrale Patientenmanagement (ZPM) sowie die Zentrale Patientenvorbereitung (ZPV) schaffen in ihrem
Zusammenspiel komplett neue, fachabteilungsübergreifende Strukturen mit dem
Ziel, den Weg des Patienten im Rahmen der Operationsvorbereitung zu verkürzen
und patientenfreundlicher zu gestalten. Aufgrund der Abhängigkeiten untereinander, der erhöhten Komplexität sowie eines absehbar erhöhten Ressourcenaufwandes
wurden diese als ‚revolutionäre Erneuerungen' anzusehende Teilvorhaben aus-
gegliedert und durch Projektteams unter enger Einbindung des OP-Management
umgesetzt. Die meisten der in dieser Arbeit diskutierten Maßnahmen entspringen
jedoch der ‚evolutionären' Philosophie eines kontinuierlichen Verbesserungspro-
zesses (KPV/KAIZEN). Interessant sind in diesem Zusammenhang bestehende
Parallelen zum Prinzip des Shopfloor-Managements. Peters sieht in diesem Konzept
eine Ergänzung zum KPV auf dem Weg zu einem wirklichen Lean-Management und
benennt die vier zentralen Elemente wie folgt: „Es geht darum, vor Ort zu führen,

Abweichungen zu erkennen, Probleme nachhaltig zu lösen sowie den Ressourcen-einsatz zu optimieren" (2017, S. 39). Zentrale Bausteine bei der Umsetzung sind das Arbeiten mit Kennzahlen, die Visualisierung von Ist- und Soll-Zustand, eine definierte Regelkommunikation in und zwischen den Bereichen sowie ein struktu-riertes Vorgehen bei der Problemlösung im Team (Conrad, Eisele, & Lennings, 2019, S. 1). Eine transformationale Führungskultur, in welcher der Vorgesetzte Coach statt Befehlsgeber ist, spielt bei der Umsetzung dieses Konzepts in der Praxis eine wesentliche Rolle.

Die Kraft, mit der ein Team Dinge gemeinsam bewegen kann, hängt maßgeb-lich von der Führungskultur ab. Eine werte- und zielorientierte Führung, welche Identifikation schafft, inspirierend wirkt, etablierte Denkmuster aufbricht und Mitar-beitende individuell fördert, erhöht die Bereitschaft der Mitarbeitenden, gemeinsam Veränderungen anzugehen. Ausdruck findet dies in der organisationalen Energie, die beispielhaft für das Team des OP-Managements der Universitätsmedizin Rostock gemessen wurde und in den beiden wichtigen Sektoren der produktiven und der angenehmen Energie eine ausgewogene Balance aufweist (Abbildung 4.2).

Eine entscheidende Voraussetzung für effiziente Prozesse im OP einschließlich notwendiger Veränderungen ist und bleibt letztendlich der Dialog zwischen den Fachabteilungen und allen am Prozess beteiligten Berufsgruppen, um im Ergebnis gemeinsam Verantwortung bei der Gestaltung der medizinischen und ökonomischen Herausforderungen übernehmen zu können.

Trotz der erfolgreichen Erfüllung der initial vereinbarten Ziele in den Jahre 2016 bis 2018 ist die Fortsetzung beziehungsweise eine Neuaufnahme von innovativen Projekten zur Prozessentwicklung und -steuerung unabdingbar. Neben der Veran-kerung und Verstetigung des Erreichten ist eine ständige Adaptation der Prozesse an neue, dynamische Trends im Gesundheitswesen ein immer währendes, entschei-dendes Handlungsprinzip für ein erfolgreiches OP-Management. Neben dem weiter zunehmenden Kostendruck, der auf allen Krankenhäusern lastet, sowie der gestie-genen Anspruchshaltung der Patienten in Hinblick auf Qualität und Service der Behandlung sehen sich die Kliniken zukünftig weiteren, enormen Herausforderun-gen gegenüber. Nach Angerer, Hollenstein, & Liberatore (2016, S. 45) werden die fortschreitende digitale Transformation, der sich verschärfende Fachkräftemangel und der Zwang zu steigenden Fallzahlen infolge sinkender Fallpreise den Kranken-hausmarkt mittel- bis langfristig bestimmen. Verstärkt werden diese Entwicklungen durch den demografischen Wandel der nächsten Jahrzehnte, welcher die Arbeit im Krankenhaus bei immer älteren, kränkeren Patienten und gleichzeitig zunehmen-dem Mangel an personellen Ressourcen prägen wird. Entscheidend wird es in einem Umfeld der beginnenden Branchenkonsolidierung (Bertelsmann-Stiftung, 2019)

sein, die sich verändernden Bedingungen nicht als Risiko, sondern als Möglichkeit zur Neupositionierung im Gesundheitsmarkt anzunehmen. Für den operativen
Bereich eines Universitätsklinikums zeichnen sich hierbei drei wesentliche Punkte
ab: (1) Auf der Grundlage einer universitären Expertise einschließlich Forschung
und Lehre müssen schwerpunktmäßig Alleinstellungsmerkmale bei der operativen,
hochspezialisierten Behandlung von komplexen Krankheitsbildern unter Nutzung
modernster Technik gesetzt werden, die neben einer Differenzierung von Markt-
teilnehmern gleichzeitig einen positiven Einfluss auf die Erlössituation infolge
höherer Fallpreise generieren sowie darüber hinaus zu einer marktübergreifen-
den Effizienzsteigerung durch Spezialisierung einzelner Klinika führen. (2) Die
Digitalisierung im operativen Bereich eines Krankenhauses kann nur dann zu effi-
zienteren Prozessen führen, wenn diese statt einer bloßen, unkritischen Abbildung
der gewachsenen Abläufe eine strukturierte Überarbeitung der zugrundeliegen-
den Prozesse einschließt (Krüger-Brand, 2018). (3) Vor dem Hintergrund eines
zunehmenden Fachkräftemangels ist die strategische Verankerung eines Employer
Branding unumgänglich. Die sich einer Universitätsmedizin bietenden Vorteile der
Anwerbung von Mitarbeitenden nach der Beendigung des Studiums oder der Aus-
bildung müssen konsequent genutzt und um Instrumente zur Fachkräftebindung
wie zum Beispiel attraktive Arbeitszeit- und Fortbildungsmodelle ergänzt werden, um eine nachhaltige Koevolution von Prozessentwicklung und personellen
Multiplikatoreffekten im Gesundheitswesen gewährleisten zu können.

Literaturverzeichnis

Abri, O. (2015). Innovation im OP-Bereich/Krankenhaus = Dienstleistungsinnovation. In M. Diemer, C. Taube, J. Ansorg, J. Heberer, W. von Eiff (Hrsg.), *Handbuch OP-Management* (S. 269–275). Berlin: MWV.

Angerer, A., Hollenstein, E., & Liberatore, F. (2016). *Das Schweizer Spitalwesen – eine Managementperspektive: ein Branchenreport des Winterthurer Instituts für Gesundheitökonomie.* Winterthur: ZHAW School of Management and Law.

Bauer, M., Waeschle, R. M., Rüggeberg, J., Meyer, H. J., Taube, C., Diemer M. et al. (2016). Glossar perioperativer Prozesszeiten und Kennzahlen. Eine gemeinsame Empfehlung von BDA / DGAI, BDC / DGCH und VOPM. Version 2016. *Anästhesiologie & Intensivmedizin*, 57, 669–683.

Bertelsmann Stiftung (Hrsg.). (2019). *Zukunftsfähige Krankenhausversorgung. Simulation und Analyse einer Neustrukturierung der Krankenhausversorgung am Beispiel einer Versorgungsregion in Nordrhein-Westfalen.* https://doi.org/10.11586/2019042.

Bruch, H., & Vogel, B. (2011). *Fully Charged: How Great Leaders Boost Their Organization's Energy and Ignite High Performance.* Boston, Massachusetts: Harvard Business Review Press.

Bucher, S., Merz, J., & Rüegg-Stürm, J. (2009). Evolutionäre Prozessoptimierung – nachhaltige Wirkungen durch kontextsensitives Vorgehen. *Schweizerische Ärztezeitung*, 90, 1391–1394.

Conrad, R. W., Eisele, O., & Lennings, F. (2019). Grundlagen. In ifaa – Institut für angewandte Arbeitswissenschaft e. V. (Hrsg.), *Shopfloor-Management – Potenziale mit einfachen Mitteln erschließen* (S. 1–4). Berlin: Springer.

Deutsche Krankenhausgesellschaft e. V. (2018). *Krankenhausbarometer 2018.* Abgerufen von https://www.dkgev.de/fileadmin/default/Mediapool/3_Service/3.4._Publikationen/3.4.5._Krankenhaus_Barometer/2018_11_KH_Barometer_final.pdf.

Deutsches Institut für angewandte Pflegeforschung e. V. (2018). *Pflege-Thermometer 2018.* Abgerufen von https://www.dip.de/fileadmin/data/pdf/projekte/Pflege_Thermometer_2018.pdf.

© Der/die Herausgeber bzw. der/die Autor(en), exklusiv lizenziert durch Springer Fachmedien Wiesbaden GmbH, ein Teil von Springer Nature 2020
M. Janda, *Innovatives Prozessmanagement als Erfolgsfaktor im OP-Bereich eines Universitätsklinikums*, https://doi.org/10.1007/978-3-658-31388-3

Eckert, D. (2018, März 25). *Diese Arbeitgeber sind für Deutsche besonders attraktiv. Welt online.* Abgerufen von https://www.welt.de/wirtschaft/karriere/article174855200/Fluktu ation-Deutsche-wechseln-haeufiger-den-Job.html.

Eversheim, W. (Hrsg.). (1995). *Prozeßorientierte Unternehmensorganisation: Konzepte und Methoden zur Gestaltung "schlanker" Organisationen* (2. Aufl.). Berlin: Springer.

Fischer, T. M., Möller, K., & Schultze, W. (2015). *Controlling: Grundlagen, Instrumente und Entwicklungsperspektiven* (2. Aufl.). Stuttgart: Schäffer Poeschel.

Friederich, P., Weiß, A., Leonhardt, P., Auhuber, T., & Bialas, E. (2020). *Eine neue Kennzahl für den OP.* f&w führen und wirtschaften im Krankenhaus, 37, 640–644.

Grote, R., Perschmann, S., Walleneit, A., Leuchtmann, D., & Menzel, M. (2009). Der "OP-Tisch-Erlös-Index" – Steigerung der DRG-Erlöse durch "Erlösorientierte OP-Tischverteilung". *Anästhesiologie & Intensivmedizin,* 50, 538–550.

Hammer, M., & Champy, J. (1993). *Reengineering the Corporation: A Manifesto for Business Revolution.* New York: Harper Collins.

Harsch, M. (2018). *Multiprojektmanagement im Krankenhaus. Prozesse, Methoden, Strukturen.* Wiesbaden: Springer Gabler.

Hecke, J., Volkert, T., Singer, M., Hasebrook, J., Schälte, G., Janda, M. et al. (2017). Entwicklungsgespräche mit Krankenhausärzten – ein Leitfaden. *Das Krankenhaus,* 109, 670–672.

Hinkelmann, J., Hasebrook, J., Goeters, C., Volkert, T., & Hahnenkamp, K. (2019). Zentrale Rolle der Anästhesie im Medizinmanagement: Ein Vergleich deutscher Universitätsklinika. In K. Hahnenkamp & J. Hasebrook (Hrsg.), *Arbeitsperspektiven im Krankenhaus: Ein Leben lang kompetent* (S. 45–58). Heidelberg: medhochzwei.

Iber, T. (2015). OP- und Anästhesie-Minutenkosten. In M. Diemer, C. Taube, J. Ansorg, J. Heberer, W. von Eiff (Hrsg.), *Handbuch OP-Management* (S. 169–174). Berlin: MWV.

Jenewein, W. (2018). *Warum unsere Chefs plötzlich so nett zu uns sind und warum Sie es wahrscheinlich sogar ernst meinen.* Salzburg: Ecowin.

Kaplan, R. S., & Norton, D. P. (1992). The Balanced Scorecard – Measures That Drive Performance. *Harvard Business Review, January–February,* 71–79.

Kommission für Krankenhaushygiene und Infektionsprävention (KRINKO) beim Robert Koch-Institut (2014). Empfehlungen zur Prävention und Kontrolle von Methicillin-resistenten Staphylococcus aureus-Stämmen (MRSA) in medizinischen und pflegerischen Einrichtungen. *Bundesgesundheitsblatt,* 57, 696–732. https://doi.org/10.1007/s00103-014-1980-x.

Krüger-Brand, H. E. (2018). Digitalisierung im Krankenhaus. Es geht um die Prozesse. *Deutsches Ärzteblatt,* 115, A 565.

Lies, J. (2018, Februar 14). *Definition: harte und weiche Faktoren.* Abgerufen 28. November 2019, von https://wirtschaftslexikon.gabler.de/definition/harte-und-weiche-faktoren-52688.

Merz, J., Bucher, S., & Rüegg-Stürm, J. (2008). Prozessmanagement im Krankenhaus: Spielarten und deren Wirkungsweisen. *Schweizerische Ärztezeitung,* 89, 1673–1676.

Meyer, M., Maisuradze, M., & Schenkel, A. (2019). Krankheitsbedingte Fehlzeiten nach Branchen im Jahr 2018. In B. Badura, A. Ducki, H. Schröder, J. Klose, M. Meyer (Hrsg.), *Fehlzeiten-Report 2019* (S. 479–717). Springer: Berlin.

Peters, R. (2017). *Shopfloor-Management.* Führen am Ort der Wertschöpfung. Stuttgart: LOG_X.

Rüegg-Stürm, J., Müller, M., Tockenbürger, L., & Koller, W. (2004). Optimierung in Unternehmen. In R. Dubs, D. Euler, J. Rüegg-Stürm, C. E. Wyss (Hrsg.), *Einführung in die Managementlehre. Band 4.* (S. 223–252). Bern: Haupt.

Schmidt, C. E., Möller, J., Schmidt, K., Gerbershagen, M. U., Wappler F., Limmroth, V. et al. (2011). Generation Y. Rekrutierung, Entwicklung und Bindung. *Anaesthesist*, 60, 517–524. https://doi.org/10.1007/s00101-011-1886-z.

Statistisches Bundesamt (2017). *Gesundheit. Kostennachweis der Krankenhäuser 2015.* Fachserie 12 Reihe 6.3. (korrigierte Aufl.). Wiesbaden: Destatis.

Statistisches Bundesamt (2018a). *Gesundheit. Kostennachweis der Krankenhäuser 2016.* Fachserie 12 Reihe 6.3. (korrigierte Aufl.). Wiesbaden: Destatis.

Statistisches Bundesamt (2018b). *Gesundheit. Kostennachweis der Krankenhäuser 2017.* Fachserie 12 Reihe 6.3. Wiesbaden: Destatis.

Sudmann, M. (2015). Werte schöpfen mit Lean Healthcare – Ein erfolgsträchtiger Ansatz für deutsche Kliniken. In W. Zapp (Hrsg.), *Wertorientierte Konzeptionen im Krankenhaus. Analyse – Verfahren – Praxisbeispiele* (S. 163–176). Wiesbaden: Springer Gabler.

Töpfer, A., & Albrecht, D. M. (2017). Anforderungen, Schlüsselbereiche und Mitwirkende des Veränderungsmanagements. In D. M. Albrecht, A. Töpfer (Hrsg.), *Handbuch Changemanagement im Krankenhaus* (2. Aufl., S. 1017–1042). Berlin: Springer.

Tschudi, O., Schüpfer, G., Bauer, M., & Waeschle, R. M. (2017). Effiziente Nutzung von OP-Kapazitäten – das Luzerner Konzept. *Anästhesiologie & Intensivmedizin*, 58, 85–93.

van den Bussche, H., Scherer, M., Zöllner, C., & Kubitz, J. C. (2019). Eine Analyse der Personalentwicklung in der Anästhesiologie unter besonderer Berücksichtigung von Gender-Aspekten. *Anaesthesist*, 68, 353–360. https://doi.org/10.1007/s00101-019-0585-z.

Waeschle, R. M., Hinz, J., Bleeker, F., Sliwa, B., Popov, A., Schmidt, C. E. et al. (2016a). Mythos OP-Minute. Leitfaden zur Kalkulation von DRG-Erlösen pro Op-Minute. *Anaesthesist*, 65, 137–147. https://doi.org/10.1007/s00101-015-0124-5.

Waeschle, R. M., Sliwa, B., Jipp, M., Pütz, H., Hinz, J., & Bauer, M. (2016b): Leistungsentwicklung eines universitären OP-Bereichs nach Implementierung eines zentralen OP-Managements. *Anaesthesist*, 65, 615–628. https://doi.org/10.1007/s00101-016-0184-1.

Weimann, E., & Weimann, P. (2012a). Die „Balanced Scorecard" in Praxis und Krankenhaus. *Pneumologe*, 9, 289–294. https://doi.org/10.1007/s10405-012-0600-4.

Weimann, E., & Weimann, P. (2012b). *High performance im Krankenhausmanagement: Die 10 wichtigsten Schritte für eine erfolgreiche Klinik.* Berlin: Springer.

Zapp, W., Oswald, J., Neumann, S., & Wacker, F. (2015). *Controlling und Reporting im Krankenhaus.* Stuttgart: Kohlhammer.

Printed in the United States
By Bookmasters